Franjo Grotenhermen

Die Behandlung mit Cannabis

Franjo Grotenhermen

Die Behandlung mit Cannabis

Medizinische Möglichkeiten, rechtliche Lage, Rezepte und Praxistipps

NACHTSCHATTEN VERLAG

Verlegt durch:
Nachtschatten Verlag AG
Kronengasse 11
CH-4500 Solothurn
Tel: 0041 32 621 89 49
Fax: 0041 32 621 89 47
info@nachtschatten.ch
www.nachtschatten.ch

8. aktualisierte und überarbeitete Neuauflage des 2006 erstmals erschienenen Titels:
Grotenhermen F., und Reckendrees B., *Die Behandlung mit Cannabis und THC*

Lektorat: Markus Berger
Korrektorat: Jutta Berger, Caro Lynn von Ow, Inga Streblow
Umschlaggestaltung: Sven Sannwald
Layout: Sven Sannwald, Nina Seiler

Druck: Druckerei & Verlag Steinmeier GmbH, Deiningen
Printed in Germany
ISBN 978-3-03788-579-6

Klimaneutral
Druckprodukt
ClimatePartner.com/11244-1910-1001

Inhalt

Vorwort

Cannabis ist kein Schmerzmittel. Es ist ein bekannter Irrtum, dass Cannabis ein Schmerzmittel sei, vor allem unter Schmerztherapeuten, aber auch in der Öffentlichkeit. Das ist jedoch nicht der Fall; aus zwei Gründen. Zum einen wirkt es bei Schmerzen leider häufig nicht. Und zum anderen kann es bei so vielen verschiedenen Erkrankungen hilfreich sein, dass man es unmöglich auf seine schmerzstillenden Eigenschaften reduzieren kann.

Gemäß der Deutschen Schmerzliga leiden etwa 5 Millionen Deutsche unter schwer zu behandelnden Schmerzen. Gemäß klinischer Studien mit einzelnen Cannabinoiden oder Zubereitungen der ganzen Cannabispflanze bei Patienten mit schweren Schmerzerkrankungen profitiert etwa jeder dritte oder jeder fünfte Teilnehmer gut von einer Therapie mit Cannabismedikamenten. Gehen wir von einem geringen Anteil von 20 Prozent aus, so würden eine Million Deutsche von einer Therapie mit THC-haltigen Cannabisprodukten gut bis sehr gut profitieren. Der Vergleich mit der realen Versorgungssituation in Deutschland, Österreich und der Schweiz zeigt eindrucksvoll, dass es eine eklatante Unterversorgung der Bevölkerung mit Cannabismedikamenten gibt.

Hinzu kommen Patienten mit neurologischen Erkrankungen, mit psychiatrischen Erkrankungen, mit chronisch-entzündlichen Erkrankungen, mit Appetitlosigkeit und Übelkeit aufgrund unterschiedlicher Ursachen und mit vielen weiteren Erkrankungen, die oft nicht auf Standardtherapien ansprechen, die aber zum Teil durch Cannabinoide gelindert werden können.

Durch das Cannabis-als-Medizin-Gesetz, das am 10. März 2017 in Deutschland in Kraft trat, wurde die Verschreibung von Medizinalcannabisblüten und daraus hergestellten Extrakten durch jeden Arzt und jede Ärztin möglich gemacht. Unter bestimmten Voraussetzungen müssen auch die Kosten für eine solche Therapie von den Krankenkassen erstattet werden. Das gilt auch für andere Cannabismedikamente wie reines THC (Dronabinol) sowie die beiden arzneimittelrechtlich zugelassenen Präparate Sativex® und Canemes®.

Die gegenwärtige Situation wirft viele Fragen auf. Wann dürfen Medikamente auf Cannabisbasis verschrieben werden? Welche Mittel können eingesetzt werden? Wie können Cannabispräparate eingenommen werden? Was muss in der schriftlichen Dosierungsanleitung stehen? Was muss bei einem Kostenübernahmeantrag an die Krankenkasse beachtet werden? Wie sieht die rechtliche Lage bei der Verwendung von Cannabismedikamenten im Zusammenhang mit der Teilnahme am Straßenverkehr oder am Arbeitsplatz aus? Dieses Buch soll dabei helfen, diese und weitere Fragen, die sich im Zusammenhang mit einer Cannabistherapie ergeben können, zu beantworten.

Es richtet sich vor allem an Patienten, die sich auf einen Arztbesuch vorbereiten möchten. Viele Ärzte kennen sich mit der Thematik nicht gut aus, sodass es ihnen leichter fällt, wenn sie einem informierten Patienten gegenübersitzen, der bereit ist, wichtige Fragen für sie zu recherchieren und zu klären und den eigenen bürokratischen Aufwand, der mit einer solchen Therapie verbunden ist, durch eigene Vorarbeit zu reduzieren.

Viele Inhalte des Buches basieren auf dem Buch *Die Behandlung mit Cannabis und THC*, das ich mit Dr. Britta Reckendrees verfasst hatte. Es ist jedoch mittlerweile nicht nur durch die rechtlichen Entwicklungen, sondern auch durch Entwicklungen im Bereich der Forschung überholt. So hat CBD (Cannabidiol), ein zweites Cannabinoid der Cannabispflanze mit einem bemerkenswerten therapeutischen Potenzial, in den letzten Jahren deutlich an Aufmerksamkeit gewonnen. Nicht nur CBD, sondern auch dem Thema »Cannabis gegen Krebs« habe ich daher in den vergangenen Jahren separate Bücher gewidmet.

Dieses Buch befasst sich weniger mit den verschiedenen Einsatzmöglichkeiten von Cannabis und Cannabinoiden, sondern konzentriert sich auf praktische Fragen der medizinischen Nutzung. Ich hoffe, es wird Ihnen helfen, die Antworten zu bekommen, nach denen Sie suchen, und die Therapie zu erhalten, die Sie benötigen.

Dr. med. Franjo Grotenhermen
Steinheim, im September 2019

Mein erster Arztbesuch – Eine Einführung für Patienten und deren Angehörige

Viele Patienten, die ihren Arzt auf eine Medikation mit Cannabismedikamenten ansprechen, erfahren eine Ablehnung. Das kann verschiedene Gründe haben. Viele Ärzte sind grundsätzlich nicht bereit zu einer solchen Therapie, weil sie Cannabis für wirkungslos oder für eine gefährliche Droge, die nicht therapeutisch verwendet werden sollte, halten. Es gibt jedoch auch viele Ärzte, die für eine Therapie gewonnen werden könnten, sich bisher allerdings kaum damit befasst haben. In diesen Fällen kommt es auch darauf an, wie sie von ihren Patienten auf das Thema angesprochen werden. Einige Tipps können helfen, grundlegende Fehler beim ersten Arztbesuch zu vermeiden.

Grundsätzliches

Sie können nicht davon ausgehen, dass Ihr Arzt sich mit dem Thema bereits gut auskennt. Eine Therapie mit Cannabismedikamenten ist zwar nicht kompliziert, wenn man einige grundlegende Dinge beachtet, aber die meisten Ärzte verfügen nicht über dieses grundlegende Wissen. Zwar ist eine zunehmende Zahl von Ärzten offen für das Thema, es sind aber leider bisher zu wenige.

Um Ihre Chancen zu verbessern, sollten Sie sich vor Ihrem Arztbesuch vor allem sehr gut informieren, damit Sie alle möglichen aufkommenden Fragen beantworten können und Ihr Arzt ein Stück seiner Unsicherheit verliert, wenn er erstmalig eine solche Therapie durchführt. Es ist wichtig, dass Sie zum Experten werden.

Es ist zudem hilfreich, wenn Sie sich in die Lage Ihres Arztes hineinversetzen, der möglicherweise wenig Zeit hat, sich in die Thematik einzuarbeiten, und für den eine solche Therapie aufgrund des Zeitaufwandes für die Begleiterhebung durch die Bundesopiumstelle und den notwendigen Kostenübernahmeantrag bei der Krankenkasse nicht attraktiv ist.

Arztgruppen

Grundsätzlich kann man aus Patientensicht vier Arztgruppen unterscheiden:

- Erfahrene Ärzte, die bereits Patienten mit Cannabismedikamenten behandeln und Erfahrungen mit unterschiedlichen Cannabismedikamenten (Fertigpräparate, Dronabinol, Extrakte, Cannabisblüten) haben.
- Erfahrene Ärzte, die eine Therapie mit Dronabinol und Fertigpräparaten bevorzugen, weil einige Ärzteverbände Ärzten nahelegen, sich darauf zu konzentrieren und zu beschränken oder weil die Inhalation von Cannabisblüten zu stark mit dem Freizeitkonsum assoziiert wird und eine Therapie mit Cannabisblüten und eventuell auch daraus hergestellten Extrakten grundsätzlich ablehnen.
- Unerfahrene Ärzte, die grundsätzlich für eine Therapie offen wären, sich bisher allerdings kaum oder nicht mit der Thematik befasst haben und nicht so recht wissen, wie sie eine Verschreibung und einen Kostenübernahmeantrag angehen können.
- Unerfahrene Ärzte, die eine Therapie mit Cannabis grundsätzlich ablehnen und auch kaum von ihrer Haltung abzubringen sind.

Erfahrene Ärzte

Bei erfahrenen Ärzten geht es meistens im Wesentlichen darum, ob aus rechtlicher Sicht eine Therapie mit Cannabismedikamenten erlaubt ist (nach § 13 Betäubungmittelgesetz), welches Präparat oder welche Präparate auf welche Art und Weise in welcher Dosis eingenommen werden sollten, und ob ein Antrag auf eine Kostenübernahme bei Kassenpatienten nach § 31 Abs. 6 SGB V Erfolg haben könnte. Bei Privatpatienten gibt es andere Grundlagen für die Kostenübernahme. Grundsätzlich sind die Bedingungen bei den privaten Versicherungen aber ähnlich.

Praxistipps

- Auch wenn Sie selbst viel Erfahrung haben, respektieren Sie, dass auch Ihr Arzt Erfahrungen mit der Thematik gewonnen hat. Er entscheidet letztlich, wie die Behandlung laufen wird und welche Präparate eingesetzt werden sollen. Jede Besserwisserei ist fehl am Platze. Es sollte darum gehen, einen gemeinsamen guten Weg zu finden.
- Bereiten Sie sich gut auf den Termin vor. Zeigen Sie Ihrem Arzt, dass Sie ihm Arbeit bei einem Kostenübernahmeantrag abnehmen werden, indem Sie beispielsweise ausführlich bisherige Therapieverfahren aufgelistet haben, von wann bis wann diese durchgeführt wurden, bei welchem Arzt, in welcher Dosierung, mit welchen Wirkungen und welchen Nebenwirkungen. Suchen Sie die wichtigsten bisherigen Arztberichte heraus, die Ihre Angaben belegen.

Erfahrene Ärzte, die nur Dronabinol und Sativex® verschreiben

Bei erfahrenen Ärzten, die nur Dronabinol und Sativex® und eventuell auch standardisierte Extrakte verschreiben, kann es nicht selten zu Konflikten kommen, wenn Sie bisher Cannabisblüten verwendet haben. Da 1 g Cannabisblüten mit einem THC-Gehalt von 20 %, entsprechend 200 mg Dronabinol / THC, nicht durch 10 oder 20 mg reines Dronabinol ersetzt werden können, stellen viele Patienten fest, dass Dronabinol oder Sativex® nicht so wirksam sind wie die Cannabisblüten. Dies liegt häufig an einer Unterdosierung und nicht grundsätzlich an einer schlechteren Wirksamkeit der oralen Präparate.

Praxistipp

- Informieren Sie sich, welche Präparate, bezogen auf den THC-Gehalt, am günstigsten sind. Eine kurze Übersicht findet sich beispielsweise im ACM-Magazin der Arbeitsgemeinschaft Cannabis als Medizin, aber auch in Büchern für Ärzte, die Sie Ihrem Arzt zeigen können. Am günstigsten sind Cannabisblüten. Ein möglicher Kompromiss könnte darin bestehen, dass Ihr Arzt Ihnen Extrakte aus solchen Cannabisblüten verschreibt. Einige Apotheken stellen solche Extrakte selbst her. Sie sind deutlich günstiger als Dronabinol und Fertigextrakte bei gleich guter Dosierbarkeit und häufig besserer Verträglichkeit. Sie werden ebenfalls oral eingenommen, sind allerdings teurer als Cannabisblüten.

Unerfahrene Ärzte, die offen für die Thematik sind

Aus ärztlicher Sicht stellt sich das Thema anders dar als aus Patientensicht. Eine Therapie mit Cannabismedikamenten ist für Ärzte grundsätzlich nicht besonders attraktiv. Man muss sich in die Thematik einarbeiten, hat einiges an bürokratischem Aufwand zu bewältigen und ist zudem von einem möglichen Regress (Strafzahlung bei unwirtschaftlicher Verschreibung) bedroht.

Wenn Patienten berichten, dass sie bereits 50 Ärzte angerufen haben mit der Frage, ob diese grundsätzlich bereit sind, eine Therapie mit Cannabis durchzuführen, bedeutet dies auf der anderen Seite, dass viele Ärzte von vielen Patienten angerufen wurden, die ohne sich bei ihnen vorgestellt zu haben, gleich mit der Tür ins Haus fallen und nach einer Cannabistherapie fragen. Viele Ärzte haben daher ihre Sprechstundenhilfen angewiesen, solche Patienten gleich abzuweisen.

Praxistipps

- Klären Sie nicht telefonisch ab, ob ein Arzt eine Cannabistherapie durchführt, wenn Sie nicht wissen, dass er diese auch durchführt. Sie bekommen sonst sofort eine Anzahl von Absagen. Es macht wenig Sinn, viele Ärzte in kurzer Zeit zu kontaktieren. Es ist immer am besten, das Thema bei dem Arzt anzusprechen, der Sie schon länger kennt. Wenn Sie einen neuen Arzt suchen, geben Sie ihm Gelegenheit, Ihr Krankheitsbild kennenzulernen, und akzeptieren Sie, dass er mit ihnen zunächst Standardtherapien durchführen möchte. Der Hinweis, pharmazeutische Präparate grundsätzlich abzulehnen, ist weder aus ärztlicher Sicht noch juristisch (§ 13 Betäubungsmittelgesetz) ein Grund für eine Cannabis-Medikation.
- Zeigen Sie Ihrem Arzt, dass Sie sich gut vorbereitet haben. Sie sollten wissen, welche Präparate verschrieben werden können, wie ein Cannabismedikament auf einem Betäubungsmittelrezept verordnet wird, wie eine Dosierungsanleitung für Medikamente auf Cannabisbasis aussieht und wie ein Kostenübernahmeantrag bei der Krankenkasse abläuft. Seien Sie auf alle möglichen Fragen vorbereitet, wie beispielsweise das Risiko für eine Abhängigkeit, für die Entwicklung einer Psychose oder die Regeln für die Teilnahme am Straßenverkehr für Cannabispatienten. Machen Sie deutlich, dass Sie Ihrem Arzt die Hauptarbeit bei einer Kostenübernahme abnehmen, indem Sie darauf hinweisen, dass Sie alle Fragen, die im Arztfragebogen beantwortet werden müssen, etwa hinsichtlich der bereits durchgeführten Standardtherapien, in Ihren Worten vorbereiten werden, sodass der Aufwand für Ihren Arzt möglichst niedrig ist.

Unerfahrene Ärzte, die eine Therapie mit Cannabismedikamenten grundsätzlich ablehnen

Mögliche Gründe für eine grundlegende Ablehnung einer Therapie mit Medikamenten auf Cannabisbasis durch Ärzte sind vielfältig. Die häufigsten Gründe sind eine grundlegende Ablehnung einer solchen Behandlung, da die Studienlage bei vielen Indikationen schlecht ist oder Cannabis als sehr gefährliche Substanz betrachtet wird, die Psychosen auslöst und Abhängigkeit verursacht. Diese Ablehnung kann so weit gehen, dass einige Ärzte davon ausgehen, dass Cannabis keinen therapeutischen Wert besitzt und die meisten Patienten nur ihren Freizeitkonsum legalisieren möchten. Andere Gründe sind der bürokratische Aufwand und mögliche spätere Regressforderungen, die Sorge, in der Stadt als Cannabisarzt bekannt zu werden und damit nicht nur viele weitere Patienten anzuziehen, sondern auch einen schlechten Ruf zu bekommen.

Praxistipp

- Falls überhaupt ein Gespräch möglich ist, versuchen Sie herauszubekommen, welche Gründe der Ablehnung bei Ihrem Arzt vorliegen. Wenn er beispielsweise Angst davor hat, als Cannabisarzt bekannt zu werden, weisen Sie darauf hin, dass sie seine Behandlung für sich behalten und das Medikament in einer Apotheke aus einem anderen Ort bestellen werden.

Wenn Ihr Hausarzt oder der bisherige Arzt eine Therapie grundsätzlich ablehnen, kann sich dies möglicherweise im Laufe der Zeit verändern. In allen Ländern, in denen die medizinische Verwendung von Cannabis legalisiert wurde (Kanada, Niederlande, Israel etc.) war es zu Beginn immer nur eine kleine Zahl von Ärzten, die zu solch einer Therapie bereit waren. In allen Ländern hat diese Zahl dann langsam zugenommen. Häufig benötigt man viel Geduld, bevor vielleicht doch eine Offenheit entsteht.

Recht

Zulässigkeit der Verschreibung

Wann dürfen Cannabismedikamente verschrieben werden? Cannabisbasierte Medikamente befinden sich in der Anlage 3 des Betäubungsmittelgesetzes. Betäubungsmittel dürfen nach § 13 BtMG verschrieben werden, wenn »ihre Anwendung ... begründet ist. Die Anwendung ist insbesondere dann nicht begründet, wenn der beabsichtigte Zweck auf andere Weise erreicht werden kann.«

Praxistipps

- Dies bedeutet grundsätzlich, dass Betäubungsmittel keine Mittel der ersten Wahl sein können, es sei denn, dass mögliche Alternativen im konkreten Fall mit einer ungünstigeren Risiko-Nutzen-Bewertung einhergehen. Dabei kann auch das langzeitige Risiko-Nutzen-Profil Berücksichtigung finden. So kann die Anwendung begründet sein, obwohl schwache Opioide (Tramadol, Tilidin®) – aufgrund ihres Abhängigkeitspotenzials –, Biologika – aufgrund ihrer potentiell tödlichen Nebenwirkungen – oder Neuroleptika – aufgrund ihrer möglichen motorischen Nebenwirkungen – zur Verfügung stehen. Es macht daher keinen Sinn, damit zu argumentieren, dass Sie bestimmte Medikamente, die bei Ihrer Erkrankung grundsätzlich zum Einsatz kommen könnten, prinzipiell ablehnen. Ihr Arzt darf Ihnen Cannabismedikamente nur verschreiben, wenn ihr Einsatz medizinisch begründet ist. Haben Sie schon genug Standardtherapien ausprobiert, die unzureichend wirksam oder mit ausgeprägten Nebenwirkungen verbunden sind?
- Informieren Sie sich genau über die Rechtslage, die an anderer Stelle in diesem Buch noch ausführlicher dargestellt wird, damit Ihr Arzt sicher sein kann, nicht gegen das Betäubungsmittelgesetz zu verstoßen.

Voraussetzungen für eine Kostenübernahme

Wann müssen die gesetzlichen Krankenkassen die Kosten einer Therapie übernehmen? Die Zulässigkeit der Verschreibung nach § 13 BtMG ist nicht zu verwechseln mit den Vorgaben des § 31 Abs. 6 SGB V, die die Voraussetzungen für die

Kostenübernahme regeln. Im Wesentlichen müssen drei Voraussetzungen erfüllt sein: Es muss 1. eine schwere Erkrankung vorliegen, die 2. weitgehend austherapiert ist, und 3. eine begründete Aussicht auf Linderung bestehen.

Praxistipp

- Bieten Sie Ihrem Arzt an, dass Sie ihm bei der Argumentation gegenüber der Krankenkasse zuarbeiten. Dazu zählt eine detaillierte Übersicht über die bisher durchgeführten Behandlungen mit Dosierungen, erwünschten und unerwünschten Wirkungen sowie einer Darstellung der Schwere der Erkrankung: Wie macht sich die Erkrankung im Alltag bemerkbar? Welche Defizite liegen vor? Welche Verbesserungen werden durch Cannabismedikamente erzielt?

THC, Nabilon, CBD

Das Gesetz sieht gemäß fünftem Sozialgesetzbuch nur für THC- und Nabilon-haltige Medikamente eine Kostenübernahme unter bestimmten Voraussetzungen vor. Für CBD (Cannabidiol), das nicht unter das Betäubungsmittelgesetz fällt, ist keine Kostenübernahme vorgesehen. Allerdings übernehmen Krankenkassen sehr selten aus Kulanzgründen auch eine Kostenübernahme für CBD, etwa bei einer sehr schweren Epilepsie von Kindern, die anderweitig nicht beherrschbar sind.

Praxistipps

- Der CBD-Extrakt Epidiolex® ist in den USA für die Behandlung bestimmter Formen der Epilepsie zugelassen. Eine solche Zulassung wird für das Jahr 2019 nach Drucklegung dieses Buches auch für Deutschland und andere europäische Länder erwartet.
- Prinzipiell durch die Krankenkassen erstattungsfähige Präparate müssen mindestens ein Prozent THC enthalten. Damit möchte das Bundesgesundheitsministerium vermeiden, dass CBD-Produkte über die Hintertür ebenfalls von den Krankenkassen erstattet werden müssen. Daher enthalten Cannabisblüten und Cannabisextrakte aus diesen Blüten mindestens ein Prozent THC.

Verschreibungshöchstmengen

Die Verschreibungshöchstmenge für reines Dronabinol beträgt 500 mg, für Dronabinol in Cannabisextrakten 1000 mg (beispielsweise in Sativex®) und für Cannabisblüten 100 g. Wird die Verschreibungshöchstmenge innerhalb von 30 Tagen überschritten, so muss diese mit einem A vor dem verschriebenen Präparat gekennzeichnet werden.

Tipp für den Arzt

Da sich die Verschreibungshöchstmenge auf 30 Tage bezieht und Patienten gelegentlich schon ein neues Rezept nach 28 oder 29 Tagen erhalten, kann man ein A auch dann bereits setzen, wenn die Hälfte der Verschreibungshöchstmenge überschritten wird, also bei mehr als 250 mg reinem Dronabinol oder mehr als 50 g Cannabisblüten. Lieber ein A zu viel, als ein A zu wenig! Grundsätzlich besteht auch die Möglichkeit, immer ein A auf ein Betäubungsmittelrezept zu setzen.

Medizin

Wirksamkeit

Cannabisbasierte Medikamente wirken häufig nicht oder werden nicht gut vertragen. Bei chronischen Schmerzen spricht einer von 3 bis einer von 5 Patienten auf die Medikation an. Bei vielen möglichen Einsatzgebieten, wie beispielsweise Migräne, Tinnitus, Colitis ulcerosa etc., gibt es kaum klinische Studien, sodass unbekannt ist, wie häufig Cannabisprodukte wirksam sein können.

Praxistipps

- Wenn bisher unklar ist, ob ein cannabisbasiertes Medikament wirksam ist, und der Arzt wenig Erfahrung hat, kann man mit Extrakten aus Cannabisblüten beginnen. Wenn man feststellt, dass ein Extrakt die Symptome zunächst ein wenig bessert, kann man dem Arzt einen Wechsel vorschlagen, um zu schauen, ob noch eine bessere Wirkung erzielt werden kann.
- Es ist wichtig, solche Medikamente in einer ausreichend hohen Dosis einzunehmen. Die jeweils wirksame Dosis kann bei verschiedenen Patienten sehr unterschiedlich sein. Dem einen helfen 5 mg, ein anderer benötigt 10 oder 20 mg täglich.

Verträglichkeit

Im Unterschied zu vielen anderen Medikamenten ist die akute Verträglichkeit von Cannabismedikamenten häufig schlecht, während die Langzeitverträglichkeit hinsichtlich möglicher Organschäden sehr gut ist. Es gibt auch nach langjähriger Einnahme keine Schäden an Magen, Leber, Nieren und Herz. Häufig entwickelt sich im Laufe von Wochen oder Monaten eine Toleranz gegen unerwünschte akute Wirkungen, wie etwa Müdigkeit, andere psychische Wirkungen oder eine Beschleunigung des Pulses, sodass das Medikament dann besser vertragen wird.

Praxistipps

- Die individuelle Verträglichkeit und Wirksamkeit von Cannabis bzw. THC variiert erheblich. Daher ist es wichtig, in den ersten Tagen und Wochen der Behandlung die individuell verträgliche und wirksame Dosis zu ermitteln. Grundsätzlich sollte mit 2 bis 4 mg THC pro Tag begonnen werden und bei guter Verträglichkeit täglich oder alle zwei Tage um 2,5 mg gesteigert werden, bis der gewünschte Effekt eintritt oder starke Nebenwirkungen auftreten.
- Wenn die wichtigsten Nebenwirkungen Sedierung und Schläfrigkeit oder eine Beeinträchtigung der psychomotorischen Leistungsfähigkeit sind, die abends weniger stören als tagsüber, so kann man abends eine höhere Dosis nehmen als tagsüber, sodass man möglicherweise zumindest abends und in der Nacht eine Linderung seiner Symptome erfährt.

Einnahmemöglichkeiten

Es gibt Cannabismedikamente, die oral eingenommen werden (THC-Tropflösung, Nabilon-Kapseln, Sativex®-Spray, Cannabisextrakte) sowie solche, die überwiegend inhaliert werden können (Medizinalcannabisblüten, alkoholische THC-Lösungen). Medizinalcannabisblüten können jedoch auch oral eingenommen werden (Einnahme nach Decarboxylierung als Tee oder als Pulver).

Praxistipp

- Der Wirkungseintritt und die Dauer der Wirkung variieren in Abhängigkeit von der Einnahme. Nach der oralen Einnahme (Essen / Trinken) tritt die Wirkung im Allgemeinen nach 30 bis 90 Minuten ein, nach der inhalativen Einnahme jedoch bereits nach Sekunden bis wenigen Minuten. Daher können bei der Inhalation die Wirkung besser gesteuert und so starke Überdosierungen besser vermieden werden. Allerdings ist es bei einer langsamen Eindosierung bei der oralen Einnahme einfacher, sich unterhalb einer Schwelle zu bewegen, die psychische Wirkungen verursacht.

Dosierung

Die Dosierung muss einschleichend erfolgen, also beispielweise mit 1–2 × 2,5 mg Dronabinol, 1 × 1 mg Nabilon, 1 Sprühstoß Sativex® (2,7 mg Dronabinol) oder 20 mg Cannabisblüten täglich. Danach wird alle 1–2 Tage um eine Einheit gesteigert. Beim Auftreten von Nebenwirkungen wird um eine Einheit reduziert. Die zugelassene maximale Tageshöchstdosis für den Cannabisextrakt Sativex® beträgt 12 Sprühstöße / Tag, entsprechend 27 mg Dronabinol. Allerdings gibt es Patienten, die deutlich höhere Dosen vertragen und auch benötigen.

Beispiel für eine Dosierungsanleitung für eine 2,5-prozentige THC-Lösung (Dronabinol, Cannabisextrakt)

»Bitte beginnen Sie mit 2 × 2 Tropfen. Sie können das Medikament vor oder nach dem Essen einnehmen, sollten aber in der Anfangszeit nicht wechseln, da die Nahrung den Wirkungseintritt beeinflussen kann. 3 Tropfen entsprechen etwa 2,5 mg Dronabinol.

Wenn Sie es gut vertragen, steigern Sie am nächsten Tag auf 2 × 3 Tropfen, dann 2 × 4 Tropfen, und so fort. Wenn Sie Nebenwirkungen verspüren, beispielsweise ein leichtes Schwindelgefühl, gehen Sie auf die vorherige Dosis zurück.«

Beispiel orale Einnahme als Tee

»Bitte erhitzen Sie Ihre Monatsdosis an Cannabisblüten für etwa 15 Minuten bei 140 °C im Backofen und bewahren Sie diese im Kühlschrank auf.

Kochen Sie 0,02 g davon 10 Minuten lang in 300 ml Wasser, dem Sie einen Teelöffel Sahne hinzugefügt haben. Trinken Sie nach dem Abkühlen und Umrühren davon morgens und abends jeweils die Hälfte. Sie können es kalt oder warm trinken und nach Belieben süßen.

Wenn Sie es gut vertragen, steigern Sie am nächsten Tag auf 0,03 g Cannabisblüten auf 300 ml Wasser und so fort. Wenn Sie Nebenwirkungen verspüren, beispielsweise ein leichtes Schwindelgefühl, gehen Sie auf die vorherige Dosis zurück.«

Beispiel Inhalation

»Bitte beginnen Sie mit 3 × 10 mg der verordneten Sorte mittels Inhalation im Vaporisator. Wenn Sie es gut vertragen, steigern Sie am Folgetag auf 3 × 20 mg und am 3. Tag auf 3 × 30 mg und so fort, bis die gewünschte therapeutische Wirkung eintritt. Falls Sie Nebenwirkungen verspüren, beispielsweise ein leichtes Schwindelgefühl, gehen Sie auf die vorherige Dosis zurück.«

Praxistipp

- Vermeiden Sie häufige Fehler, nämlich entweder eine zu hohe Eingangsdosis oder ein Beibehalten einer zu niedrigen, möglicherweise nicht wirksamen Einstiegsdosis. Die mangelnde Wirksamkeit von cannabisbasierten Medikamenten beruht häufig auf einer Unterdosierung.

Wechselwirkungen

Die meisten Wechselwirkungen beruhen auf ähnlichen Wirkungen wie die anderen Substanzen. So können die sedierenden Eigenschaften bestimmter Medikamente, wie die von THC und CBD, sich gegenseitig verstärken. Daneben gibt es noch mögliche Wechselwirkungen, vor allem bei der antieptileptischen Therapie mit CBD (Cannabidiol), da CBD den Stoffwechsel anderer Antieptileptika und damit deren Blutspiegel beeinflussen kann.

Praxistipp

Einige Wechselwirkungen können medizinisch genutzt werden. So kann THC beispielsweise die Übelkeit durch Opiate reduzieren, andererseits aber die schmerzhemmenden Eigenschaften der Opiate verstärken. Betablocker können auf der anderen Seite die Herzfrequenzsteigerung durch THC hemmen.

Therapie mit Cannabis: Die wichtigsten Vor- und Nachteile

Die wichtigsten Vorteile auf einen Blick

1. Cannabisprodukte schaden auch bei einer Verwendung über viele Jahre in therapeutischen Dosen nicht den inneren Organen. Selbst starke Cannabiskonsumenten, die mehrere Jahrzehnte regelmäßig große Cannabismengen konsumiert haben, weisen im Allgemeinen keine Veränderungen des Magens, des Herzens, der Leber und der Nieren auf.
2. Cannabisprodukte üben eine Vielzahl von Wirkungen aus. Sie können daher nicht selten mehrere Symptome einer Erkrankung lindern. Dazu zählen beispielsweise Schmerzen, Muskelspastik, Blasenfunktionsstörungen und Schlafstörungen bei multipler Sklerose sowie Appetitlosigkeit, Übelkeit, Schmerzen und Depressionen und bei Krebs. Diese Art der Kombinationstherapie kann in einigen Fällen mehrere andere Medikamente ersetzen.
3. Cannabisprodukte können gut mit den meisten anderen Medikamenten kombiniert werden. Beispielsweise ergänzen sich die schmerzlindernden Wirkungen von Opiaten und dem wichtigsten Cannabiswirkstoff THC, sodass Morphium und Dronabinol oft zusammen vom Arzt verschrieben werden. Dabei verstärkt das THC nicht nur die Schmerzlinderung durch Morphium, sondern kann auch die Übelkeit lindern, die häufig durch Opiate hervorgerufen wird.
4. Cannabis ist, wenn es an einem sonnigen Platz selbst angebaut wird, ein preiswertes Medikament. Der Selbstanbau von Cannabisprodukten könnte bei der Behandlung chronisch Kranker leicht zu Einsparungen im Gesundheitswesen in dreistelliger Millionenhöhe führen. Allerdings ist der Eigenanbau in Deutschland ohne eine entsprechende Erlaubnis, die nur schwer zu bekommen ist, nicht gestattet. Das Bundesverwaltungsgericht hatte in einem Urteil vom 19. Mai 2005 darauf hingewiesen, dass im Falle einer Ausnahmeerlaubnis für die Verwendung von Cannabis zu medizinischen Zwecken »insbesondere bei Cannabis« die Erlaubnis zum Eigenanbau in Frage komme. Konkret heißt es im Urteil: »Die Entscheidung, einem Patienten den Erwerb oder, was insbesondere

bei Cannabis in Betracht kommt, etwa den Anbau zu gestatten, bleibt stets eine Einzelfallentscheidung.« (BVerwG 3 C 17.04). Gegenwärtig klagt ein Patient mit Clusterkopfschmerzen mit Unterstützung der ACM auf einen Eigenanbau von Cannabis, da seine Ärztin eine medizinische Therapie mit Cannabis für notwendig erachtet, er jedoch keine Kostenübernahme durch die Krankenkasse erhält. Das Thema wird uns also noch einige Jahre begleiten.

Die wichtigsten Nachteile auf einen Blick

1. Cannabisprodukte können von vielen Patienten aus rechtlichen oder finanziellen Gründen nicht medizinisch genutzt werden. Die Kosten einer Behandlung mit Cannabis oder cannabisbasierten Medikamenten aus der Apotheke werden von den Krankenkassen häufig nicht erstattet. Zudem stehen viele Ärzte einer Therapie skeptisch gegenüber oder scheuen aus verständlichen Gründen vor einer Therapie zurück, sodass viele Patienten keinen Arzt finden und weiterhin illegal konsumieren müssen.
2. Eine Therapie mit Cannabismedikamenten aus der Apotheke ist für Ärzte nicht attraktiv. Sie ist in Deutschland mit einem bürokratischen Aufwand verbunden. Zudem drohen Ärzten Regressforderungen (Strafzahlungen), wenn sie mit dem Vorwurf konfrontiert werden, nicht wirtschaftlich behandelt zu haben.
3. Die medizinische Verwendung natürlicher Cannabisprodukte ist in Österreich illegal, während sie in der Schweiz erleichtert werden soll. In Deutschland können eine breite Palette cannabisbasierter Medikamente, inklusive Cannabisblüten und daraus hergestellte Extrakte, vom Arzt verschrieben werden. Allerdings sind nicht immer alle Cannabisblüten-Sorten verfügbar.
4. Cannabisprodukte werden wegen ihrer akuten psychischen Nebenwirkungen und manchmal auch aufgrund unerwünschter Wirkungen auf Herz und Kreislauf (Abfall des Blutdrucks mit Schwindelgefühl, Zunahme der Herzfrequenz) häufig akut nicht gut vertragen, oder es können wegen dieser Nebenwirkungen nicht die Dosen verabreicht werden, die für eine ausreichende Therapie eigentlich notwendig wären. Die Dosen, bei der psychische Nebenwirkungen auftreten, variieren stark von Person zu Person und liegen meistens bei 5 bis 20 mg THC pro Tag.

Welche Cannabisprodukte können medizinisch verwendet werden?

Die medizinisch wichtigsten Inhaltsstoffe der Hanfpflanze (Cannabis) sind das Delta-9-Tetrahydrocannabinol (kurz: THC) und Cannabidiol (CBD). In den vergangenen Jahren hat es jedoch auch Forschung mit anderen Cannabinoiden gegeben, die darauf hindeuten, dass auch Tetrahydrocannabivarin (THCV), Cannabidivarin (CBDV), CBDA, CBG und CBC nützliche therapeutische Wirkungen entfalten könnten.

THC wird im medizinischen Kontext häufig Dronabinol genannt. Zu medizinischen Zwecken können THC-haltige Medikamente sowie Produkte von Hanfpflanzen, die viel THC enthalten, verwendet werden. In den vergangenen zehn Jahren hat sich das Interesse an CBD, das keine psychedelischen Wirkungen verursacht, sowohl wissenschaftlich als auch therapeutisch erheblich verstärkt. CBD kann isoliert eingenommen werden oder in Kombination mit THC. So sind beispielsweise Cannabisblüten mit sehr hohen CBD- und sehr geringen THC-Konzentrationen in der Schweiz frei verkäuflich. In deutschen Apotheken können Medizinalcannabisblüten sehr variable Verhältnisse von THC und CBD enthalten, mindestens jedoch ein Prozent THC.

Cannabis und Cannabinoide – eine Einführung

Cannabis sativa L. (*Cannabis sativa* LINNÉ), kurz Cannabis, ist der lateinische Name für die Hanfpflanze. Sie gehört zur Ordnung der brennesselartigen Gewächse. Zusammen mit der Gattung *Humulus* (Hopfen) gehört Cannabis zur Familie der Cannabidaceae (Cannabisartigen). Hanf ist eine grüne, im Allgemeinen einjährige Pflanze. THC-arme Hanfsorten werden gelegentlich Faserhanf oder Industriehanf genannt und dürfen in mehr als 30 Ländern der Erde, darunter in Deutschland, angebaut werden, um Fasern für die Industrie und Hanfsamen für die Ernährung zu gewinnen. In den vergangenen Jahren ist das Interesse an Faserhanf gestiegen, da hier Harz bis zu 2 Prozent CBD und zum Teil sogar bis 4 Prozent enthalten kann. Faserhanf darf in den meisten Ländern der Europäischen Union maximal 0,2 Prozent

THC enthalten, damit eine Berauschung mit diesem Hanf sicher ausgeschlossen werden kann. In der Schweiz liegt der Grenzwert bei 0,3 Prozent. In der Schweiz darf Hanf bis zu einer Konzentration von 1 Prozent THC produziert und genutzt werden. THC-reiche Hanfsorten können Drogenhanf oder auch Medizinalhanf genannt werden. Aus ihnen werden Marihuana (Cannabisblüten) und Haschisch (Cannabisharz) gewonnen. Die Begriffe Marihuana und Haschisch werden jedoch im medizinischen Kontext in Europa nicht mehr verwendet. In den USA ist weiterhin von »Medical Marijuana« die Rede.

Die weiblichen Pflanzen weisen einen höheren THC-Gehalt auf als männliche, sodass zur Produktion von Medizinalcannabis meistens nur die weiblichen Pflanzen verwendet werden.

Die Hanfpflanze enthält charakteristische Inhaltsstoffe, welche als Cannabinoide bezeichnet werden. Bis heute wurden etwa 120 verschiedene Cannabinoide gefunden, die sich mehrheitlich zehn Gruppen zuordnen lassen. Die wichtigste Gruppe ist die THC-Gruppe. Die bedeutendsten Vertreter dieser Gruppe sind die beiden Carboxylsäuren des Delta-9-Tetrahydrocannabinol (THCA) sowie das medizinisch interessanteste phenolische THC, das durch Erhitzung aus den sauren Vorstufen in der Pflanze entsteht. Der internationale Freiname der WHO (INN, *international non-proprietary name)* für das natürlich vorkommende phenolische THC lautet Dronabinol. Es ist sowohl für die meisten medizinischen Eigenschaften als auch für die wesentlichen psychischen Wirkungen von Cannabis verantwortlich. Es wirkt beispielsweise aufheiternd, muskelentspannend, antiepileptisch, brechreizhemmend, appetitsteigernd, entzündungshemmend, fiebersenkend, augeninnendrucksenkend, bronchienerweiternd, beruhigend und schmerzhemmend. In der Regel wird die jeweilige medizinische Wirkung durch eine tägliche Einnahme von etwa 5 bis 30 Milligramm des Cannabiswirkstoffes THC erzielt. Langjährige Konsumenten haben häufig eine Toleranz entwickelt, sodass sie eine deutlich höhere Dosis benötigen, um die gewünschten Wirkungen zu erzielen.

Die zweitwichtigste Cannabinoidgruppe ist die Cannabidiol-Gruppe. Cannabidiol (CBD) ist vor allem im Faserhanf und in einigen Haschischsorten vorhanden. Im Gegensatz zum THC verursacht es keine psychedelischen Wirkungen und in ausreichend hohen Dosen wirkt es der psychischen Wirkung und einigen weiteren Wirkungen (Steigerung der Herzfrequenz, Steigerung des Appetits, Senkung des Augeninnendrucks) des THC sogar entgegen. Allerdings kann es die entzündungshemmenden und antidepressiven Eigenschaften des THC verstärken. Außerdem wirkt Cannabidiol beruhigend, antiepileptisch, angstlösend, antipsychotisch und augeninnendrucksenkend. Im Vergleich zum THC werden einige dieser Wirkungen jedoch erst bei großen Cannabidiolmengen erzielt. Es gibt allerdings auch viele Menschen, die bereits bei geringen Dosen von einer entspannenden, angstlösenden, antidepressiven und schlaffördernden Wirkung berichten.

Meistens finden sich in einer Pflanze nur einige Cannabinoide (vor allem verschiedene Formen von THC, CBD, Cannabigerol (CBG), Cannabichromen (CBC) und Cannabinol (CBN)) in relevanter Konzentration, während die übrigen nicht oder nur in Spuren vertreten sind. In Drogenhanfsorten und Medizinalcannabisblüten in der Apotheke kommt THC in einer Konzentration von 1 bis knapp unter 25 Prozent vor, während im Faserhanf Cannabidiol vorherrscht.

Die Wirkungsweise des THC im menschlichen Körper ähnelt dem Wirkmechanismus bestimmter körpereigener Substanzen, den sogenannten Endocannabinoiden (aus dem Griechischen *endo*, »innen«). Endocannabinoide sind Cannabinoide, die vom menschlichen Körper selbst gebildet und nicht von außen aufgenommen werden müssen. Endocannabinoide und pflanzliche Cannabinoide haben eine völlig unterschiedliche chemische Struktur. Die Wirkungen sowohl der Endocannabinoide als auch der pflanzlichen Cannabinoide beruhen auf der Erkennung und Bindung bestimmter Bindungsstellen, die sich auf der Oberfläche vieler Körperzellen oder auch auf den Zellkernen befinden. Die bekanntesten dieser Bindungsstellen werden als Cannabinoid-Rezeptoren bezeichnet. Sowohl einige pflanzliche Cannabinoide, wie beispielsweise CBD, als auch endogene Cannabinoide können jedoch auch an eine Vielzahl weiterer Rezeptoren (Vanilloid-Rezeptoren, Glyzin-Rezeptor, GPR55-Rezeptor etc.) binden. Die Endocannabinoide zählen zu den natürlichen Botenstoffen, die im Gehirn und anderen Organen Nachrichten über den Zustand des Körpers übermitteln. Binden Cannabinoide an ihre jeweiligen Rezeptoren, so werden in der betreffenden Zelle bestimmte Reaktionen ausgelöst. Das körpereigene Cannabinoid-System ist zum Beispiel an der Regulation des Appetits, des Kreislaufs, des Knochenwachstums, der Entwicklung von Hautzellen, an der Wahrnehmung von Sinneseindrücken und Schmerzen sowie der Koordination von Bewegungen beteiligt. Aufgrund der Ähnlichkeit der Wirkmechanismen der körpereigenen und der pflanzlichen Cannabinoide, können letztere das körpereigene Cannabinoid-System beeinflussen und erhalten dadurch ihr medizinisches Potenzial.

Ganzpflanzenprodukte und isolierte Cannabinoide

Die medizinisch relevantesten Wirkstoffe von Cannabisprodukten sind THC und CBD. Natürliche Cannabisprodukte werden von der blühenden beziehungsweise gerade verblühten Hanfpflanze gewonnen. Dabei weisen die Deckblätter der weiblichen Blüten und das Harz, das von speziellen Harzdrüsen abgesondert wird, die sich auf der Oberfläche der Blüten und Blätter befinden, die größten Cannabinoid-Konzentrationen auf. Darüber hinaus ist der THC- und CBD-Gehalt der Cannabispflanze in einem hohem Maße von der Genetik der Hanfsorte und den Wachstumsbedingungen (Lichtverhältnisse, Temperatur, Nährstoffe) abhängig. Gerade im Bereich des Drogenhanfs bzw. der Medizinalcannabisblüten gibt es viele Züchtungen mit hohem THC-Gehalt. Seit einigen Jahren werden auch vermehrt spezielle CBD-reiche Sorten für die medizinische Anwendung gezüchtet, die in den weiblichen Blüten zum Teil mehr als 10 Prozent des Cannabinoids enthalten, zum Beispiel die Sorte Bedrolite des Unternehmens Bedrocan oder eine israelische Sorte mit dem Namen Avidekel. Zusätzlich wird in der Regel die THC- oder CBD-Ausbeute durch eine spezielle Anbaumethode, die Sinsemilla (spanisch für »ohne Samen«) genannt wird, gesteigert. Dabei werden die männlichen Pflanzen vor der Blüte von den weiblichen Pflanzen getrennt. Dies führt nicht nur dazu, dass die weiblichen Blüten unbefruchtet bleiben und keine Samen bilden, sondern auch zur Ausbildung zusätzlicher Blüten, die von Harzdrüsen bedeckt sind, was den Anteil des psychoaktiven THC, CBD und anderer Cannabinoide in diesen Pflanzen vergrößert. Da die Harzbildung von der Umgebungstemperatur abhängig ist, ist der Harzertrag vor allem in heißen Gegenden der Erde begünstigt.

Im Wesentlichen wurde in Europa beim Freizeitkonsum zwischen zwei natürlichen Cannabisprodukten unterschieden: Haschisch und Marihuana, die teilweise auch unter den englischen Ausdrücken Grass, Shit, Weed und Pot bekannt sind. Auch der Song der Beatles *What's The New Mary Jane* hat Marihuana besungen. Der Begriff Marihuana hat in Europa mittlerweile einen negativen Beigeschmack, sodass vorzugsweise von Cannabisblüten gesprochen wird. Gemeint ist das Gleiche. Auch die in Apotheken erhältlichen Medizinalcannabisblüten stammen von zuvor illegalem Marihuana ab. So stammt beispielsweise die in Deutschland beliebte Apotheken-Sorte Bedrocan von der Marihuana-Sorte »Jack Herer« ab. Haschisch ist Arabisch und bedeutet Gras. Es wird jedoch als Sammelbegriff für Drogenzubereitungen aus Cannabisharz verwendet. Das Harz wird durch Abstreifen beziehungsweise durch Aussieben der Blüten und teilweise auch der Blätter gewonnen und meist in Form von gepressten Platten angeboten. Unterschiedliche Methoden der Gewinnung des Harzes lassen zum Teil auf die Herkunft schließen. So weist Haschisch aus dem Mittelmeerraum (Marokko, Türkei, Libanon) eine grünliche oder rötlich braune Färbung auf, während Haschisch aus Asien (Afghanistan, Pakistan, Nepal, Indien) eher von dunkler Farbe ist. Oft sind Farbe und Herkunft auch Namensgeber für die einzelnen Haschischsorten wie zum Beispiel für »Roter Libanese« und »Schwarzer Afghane«. Der THC-Gehalt von Haschisch ist sehr variabel und beträgt zwischen 3 bis 25 Prozent. Zudem weisen die zur Haschischherstellung verwendeten Hanfsorten oft auch einen hohen Cannabidiol-Anteil auf, sodass es manchmal stärker müde macht als Cannabisblüten.

Marihuana stammt aus dem Mexikanischen und ist in Nordamerika der gebräuchliche Begriff für getrocknete Cannabisblüten und -blätter. Die Pflanzenteile werden wie Tee getrocknet und gegebenenfalls fermentiert. Medizinalcannabisblüten aus der Apotheke enthalten, wie der Name bereits sagt, nahezu ausschließlich Cannabisblüten der weiblichen Pflanze. Früher war der THC-Gehalt von Cannabisblüten im Allgemeinen deutlich niedriger als der von Haschisch. Je nach Pflanzensorte, Anbau und Verarbeitung beträgt der THC-Gehalt von Cannabisblüten heute jedoch ebenfalls etwa 1 bis 25 Prozent. Ein weiteres natürliches Cannabisprodukt, das jedoch seltener verwendet wird als Cannabisblüten und Haschisch, ist Haschischöl. Es ist ein dunkelbraunes, zähflüssiges Öl, welches durch Lösungsmittelextraktion oder Destillation aus Cannabisblüten gewonnen werden kann. In der Regel enthält es eine THC-Konzentration von mehr als 40 Prozent. Aufgrund der Aufbereitung kann es jedoch Reste schädlicher Lösungsmittel enthalten. Als Lösungsmittel kann jedoch auch unbedenklicher hochprozentiger Alkohol verwendet werden.

Seit einigen Jahren sind pharmazeutische Fertigpräparate auf Cannabisbasis in der Apotheke erhältlich. Der von dem britischen Unternehmen GW Pharmaceuticals hergestellte Cannabisextrakt Sativex® ist in Deutschland, Österreich und der Schweiz zur Behandlung der therapieresistenten Spastik bei multipler Sklerose zugelassen. Die Kosten dieser Behandlung werden von den Krankenkassen für diese Indikation übernommen. Dronabinol ist in Deutschland und in Österreich auf einem Betäubungsmittel- beziehungsweise Suchtgift-Rezept verschreibungsfähig. Oft erstatten die Krankenkassen eine Behandlung mit dem Cannabinoid jedoch nicht. In der Schweiz benötigt man für eine Behandlung mit Dronabinol eine Sonderbewilligung durch die Gesundheitsbehörden. Im Januar 2017 wurde in Deutschland der THC-Abkömmling Nabilon (Canemes®) arzneimittelrechtlich für die Behandlung von Übelkeit und Erbrechen bei Krebs-Chemotherapie zugelassen.

Mit einem in Deutschland im März 2017 in Kraft getretenen Gesetz wurden neben mehr als 20 Sorten von Medizinalcannabisblüten auch Cannabisextrakte aus diesen Blüten oder auch bereits von verschiedenen Herstellern vorbereitete Extrakte verschreibungsfähig. Die in der Apotheke erhältlichen Cannabispräparate unterscheiden sich von den illegalen Cannabisprodukten vor allem dadurch, dass sie die Cannabiswirkstoffe THC und CBD in definierter Konzentration enthalten.

Praxistipps

- Die grundsätzlich in Deutschland zur Anwendung einsetzbaren Cannabisblüten sind häufig nicht verfügbar oder sind sogar noch nie verfügbar gewesen. Vor einer Verschreibung ist es daher wichtig, sich zu erkundigen, ob die gewünschte Sorte in einer konkreten Apotheke auch erhältlich ist oder bestellt werden kann.
- Apotheken haben sehr unterschiedliche Erfahrungen mit der Abgabe von Medizinalcannabisblüten. Einige haben sich darauf spezialisiert und bemühen sich, viele Sorten vorrätig zu halten. Andere Apotheken haben bisher keinerlei Erfahrung und vermeiden sogar die Abgabe von Medizinalcannabisblüten.
- In Deutschland können Ärzte seit 2017 nicht nur isolierte Cannabinoide (THC/Dronabinol, CBD) und zugelassene Medikamente (Sativex®, Canemes®), sondern auch Medizinalcannabisblüten und daraus hergestellte Extrakte verschreiben. Da die Krankenkassen die Kosten einer Therapie häufig nicht erstatten, ist es vor allem für Selbstzahler sinnvoll, die Preise zu vergleichen.

Kosten verschiedener Präparate, bezogen auf 1000 mg THC/Dronabinol	
Ölige Dronabinoltropfen	ca. 800 Euro
Sativex®	ca. 380 Euro
Tilary-Exrakt THC 25	ca. 655 Euro
Cannabisextrakt nach NRF 22.11 aus Bedrocan-Blüten	ca. 250 Euro
Cannabisblüten (z.B. Sorte mit 8 % THC)	ca. 250 Euro
Cannabisblüten (z.B. Sorte mit 22 % THC)	ca. 90 Euro

Ärzte sind angehalten, wirtschaftlich zu verschreiben. Die Krankenkassen sind durch Fehlinformationen zu der Auffassung gelangt, dass die teureren Präparate (Dronabinol, Sativex®) günstiger sind als die preiswerteren. Man kann das durchaus historisch

Aktuell in Deutschland verschreibungsfähige Cannabisblütensorten (Stand: Mai 2019)

Cannabisblütensorte	THC-Gehalt	CBD-Gehalt	Verpackungsgrößen	Hersteller	Herkunftsland
Bedrocan	ca. 22 %	bis zu 1%	5 g	Bedrocan BV	Niederlande
Bedrobinol	ca. 13,5 %	bis zu 1%	5 g		
Bedica, granuliert	ca. 14 %	bis zu 1%	5 g		
Bediol, granuliert	ca. 6,3 %	ca. 8 %	5 g		
Bedrolite, granuliert	bis zu 1%	ca. 9 %	5 g		
Nollia (Indica)	ca. 5 %	ca. 7 %	10 g	MedReleaf	Kanada
Luminarium (Sativa)	ca. 26 %	< 1 %	10 g		
Sedamen (Indica)	ca. 23 %	< 1 %	10 g		
Stellio (Indica)	ca. 21 %	< 1 %	10 g		
Rex (Sativa)	ca. 17 %	< 1 %	10 g		
Bakerstreet (Indica)	ca. 23,4 %	< 0,5 %	5, 10, 20 g	Tweed	Kanada
Penelope (Hybrid)	ca. 13,4 %	bis zu 7,5 %	5, 10, 20 g		
Argyle (Indica)	ca. 5,4 %	ca. 7,0 %	5, 10, 20 g		
Green No. 3 (Hybrid)	ca. 8,1 %	ca. 11,7 %	5, 10, 20 g	Spektrum Cannabis	Kanada
Red No. 2 (Sativa)	ca. 20,3 %	< 0,5 %	5, 10, 20 g		
Red No. 4 (Indica)	ca. 24,3 %	< 0,5 %	5, 10, 20 g		
Orange No. 1 (Indica)	ca. 13,6 %	< 0,5 %	5, 10, 20 g		
Pedanios 22/1 (Sativa)	ca. 22 %	bis zu 1 %	10 g	Aurora	Kanada
Pedanios 20/1 (Indica)	ca. 20 %	bis zu 1 %	10 g		
Pedanios 18/1 (Indica)	ca. 18 %	bis zu 1 %	10 g		
Pedanios 16/1 (Indica)	ca. 16 %	bis zu 1 %	10 g		
Pedanios 14/1 (Sativa)	ca. 14 %	bis zu 1 %	10 g		
Pedanios 8/8	ca. 8 %	ca. 8 %	10 g		
Peace Naturals 26/1	ca. 26 %	bis zu 1 %	10 g	Peace Naturals	Kanada
Peace Naturals 24/1	ca. 24 %	bis zu 1 %	10 g		
Peace Naturals 22/1	ca. 22 %	bis zu 1 %	10 g		
Peace Naturals 20/1	ca. 20%	bis zu 1 %	10 g		
Peace Naturals 18/1	ca. 18 %	bis zu 1 %	10 g		
Peace Naturals 10/10	ca. 10 %	ca. 10 %	10 g		
Klenk 18/1	ca. 18 %	bis zu 1 %	10 g	Klenk	Kanada
Klenk 20/1	ca. 20%	bis zu 1 %	10 g		
Klenk 22/1	ca. 22 %	bis zu 1 %	10 g		

nachvollziehen. Viele ehemalige Erlaubnisinhaber der Jahre 2007–2016 hatten einen Tagesbedarf von 1–4 g Cannabisblüten. Meistens hatten diese schon viele Jahre illegal Cannabis verwendet, um ihre Leiden zu lindern, und im Laufe der Jahre eine Toleranz gegen diese Präparate wechselnder Herkunft entwickelt. Entsprechend wurde die Verschreibungshöchstmenge für Cannabisblüten vom Gesetzgeber pragmatisch auf 100 g pro Monat festgesetzt. 100 g Cannabisblüten sind natürlich teurer als 500 mg reines Dronabinol, die Verschreibungshöchstmenge für die isolierte Substanz, enthalten aber auch viel mehr Dronabinol. Ein Gramm Cannabisblüten enthält je nach Sorte etwa 60–240 mg Dronabinol. Nun behaupten einige Personen mit Einfluss in der Ärzteschaft, Politik und bei den Krankenkassen, dass diese Verschreibungshöchstmengen in ihrer Wirkung äquivalent seien.

Viele Ärzte bevorzugen die Verschreibung von standardisierten, oralen Präparaten. Es sollte geschaut werden, dass dann die günstigeren Präparate eingesetzt werden. Häufig besteht bei unerfahrenen Ärzten die Vorstellung, man könne eine hohe Dosis Dronabinol in Form von Cannabisblüten durch eine niedrige Dosis Dronabinol in Form einer öligen Lösung ersetzen. Auf diese Weise werden viele Patienten, die sich bereits vor Beginn der ärztlichen Therapie selbst behandelt hatten und aufgrund einer Toleranzentwicklung hohe Dosen benötigen, unterdosiert.

Medizinische Wirkungen von Cannabis und THC

Cannabis und einzelne Cannabinoide entfalten eine Vielzahl von Wirkungen, die therapeutisch genutzt werden können. Im Vordergrund stehen bei THC-reichen Zubereitungen die schmerzlindernden Eigenschaften, die Muskelentspannung, die Steigerung des Appetits sowie die Hemmung von Übelkeit und Erbrechen. Andere medizinisch genutzte Wirkungen sind Entzündungshemmung, Senkung des Augeninnendrucks, Weitung der Bronchien, Stimmungsaufhellung und eine Anzahl weiterer, oft noch wenig erforschter Effekte.

Hintergrund: Das breite Wirkungsspektrum von Cannabis und THC

THC-reicher Cannabis und THC werden bei vielen Erkrankungen eingesetzt. In den Jahren 2007 bis 2016 hat die Bundesopiumstelle mehr als 1000 Ausnahmeerlaubnisse für die Verwendung von Cannabisblüten aus der Apotheke erteilt. Die betroffenen Patienten haben an mehr als 50 verschiedenen Erkrankungen gelitten.

Einsatzmöglichkeiten für Cannabis und THC ergeben sich für folgende Krankheiten und Krankheitssymptome:

- **Übelkeit und Erbrechen:** Krebs-Chemotherapie, HIV/Aids, Hepatitis C, Schwangerschaftserbrechen, Übelkeit im Rahmen der Migräne
- **Appetitlosigkeit und Kachexie:** HIV/Aids, fortgeschrittene Krebserkrankung, Hepatitis C
- **Spastik, Spasmen, Muskelverhärtung:** multiple Sklerose, Querschnittslähmung, Spastik nach Schlaganfall, Spannungskopfschmerz, Wirbelsäulensyndrome
- **Hyperkinetische Bewegungsstörungen:** Tourette-Syndrom, Dystonie (spastischer Schiefhals oder Blepharospasmus etc.), Levodopa-induzierte Dyskinesien, tardive Dyskinesien, essenzieller Tremor, Morbus Parkinson

- **Schmerzen:** Migräne, Clusterkopfschmerz, Phantomschmerzen, Neuralgien, Menstruationsbeschwerden, Parästhesien bei Diabetes mellitus oder Aids, Hyperalgesie, Schmerzen bei hypertoner Muskulatur und Spasmen, Arthrose, Arthritis, Colitis ulcerosa, Restless-Legs-Syndrom, Fibromyalgie
- **Allergien:** allergisch bedingtes Asthma, Heuschnupfen
- **Pruritus:** Juckreiz bei Lebererkrankungen, Neurodermitis
- **Chronisch-entzündliche Erkrankungen:** Asthma, Arthritis, Colitis ulzerosa, Morbus Crohn, Neurodermitis, Morbus Bechterew, Psoriasis
- **Psychische Erkrankungen:** Depressionen, Angststörungen, bipolare Störungen, posttraumatische Belastungsstörung, AD(H)S (Aufmerksamkeit-Defizit-Syndrom mit und ohne Hyperaktivität), Impotenz, Abhängigkeit von Alkohol, Opiaten und Benzodiazepinen, Insomnie, Autismus, verwirrtes Verhalten bei Morbus Alzheimer
- **Überproduktion von Magensäure:** Gastritis, Reflux
- **Erhöhter Augeninnendruck:** Glaukom
- **Hören:** Tinnitus
- **Weitung der Bronchien**: Asthma, COPD
- **Epilepsie**
- **Singultus** (Schluckauf)
- **Hauterkrankungen:** Neurodermitis, Psoriasis (Schuppenflechte), Akne inversa, Hyperhidrosis
- **Reizdarm**

Häufig wirken Cannabis und THC gleichzeitig auf mehrere Symptome einer Erkrankung. So schrieb das Medizininstitut der USA in einer umfangreichen Untersuchung zu den therapeutischen Wirkungen von Cannabis aus dem Jahre 1998: »In Fällen, in denen vielfältige Symptome auftreten, könnte die Kombination der THC-Wirkungen eine Form der Kombinationstherapie darstellen. Beispielsweise würden abgemagerte Aids-Patienten vermutlich von einer Medikation profitieren, die gleichzeitig Angst, Schmerzen und Übelkeit reduziert sowie den Appetit anregt.« Allerdings gibt es trotz der Vielzahl von Einsatzmöglichkeiten für Cannabis als Medizin weltweit nur drei von Zulassungsbehörden akzeptierte Indikationen für eine Cannabisbehandlung. So ist in den USA Marinol® (THC), ein synthetisches Dronabinol-Präparat, für die Behandlung von Übelkeit und Erbrechen bei

Krebs-Chemotherapie sowie von Appetitlosigkeit bei Abmagerung von Aids-Patienten zugelassen. Darüber hinaus ist Sativex®, ein Cannabisextrakt in Sprayform, in Österreich, Deutschland und anderen Ländern zur Behandlung der Spastik bei multipler Sklerose zugelassen. Auch Canemes® (Nabilon) ist zur Behandlung von Nebenwirkungen einer Krebs-Chemotherapie in Deutschland zugelassen, ist jedoch vergleichsweise teuer.

Die Wirkung bei anderen Krankheiten beziehungsweise Krankheitssymptomen wie Allergien, Juckreiz, Entzündungen, Epilepsie und Depressionen ist weniger gut untersucht. Häufig gibt es nur kleine klinische Studien oder Einzelfallberichte. Ein Beispiel für eine solche kleine dänische Studie lieferte im Jahre 2002 eine Untersuchung mit Patienten, die an unstillbarem Juckreiz aufgrund einer Lebererkrankung litten. Hier konnte eine juckreizstillende Wirkung von Dronabinol (THC) nachgewiesen werden. Für diese Studie wurden drei Patienten ausgewählt, die zuvor erfolglos mit einer Vielzahl von Maßnahmen behandelt worden waren. Sie litten wegen des starken Juckreizes unter einer erheblich reduzierten Lebensqualität, Schlafmangel, Depressionen, Arbeitsunfähigkeit und Selbstmordgedanken. Durch die Einnahme von 5 Milligramm THC zur Schlafenszeit konnte bei allen drei Patienten eine Abnahme des Juckreizes für etwa vier bis sechs Stunden und damit einhergehend eine Verbesserung des Schlafes erreicht werden. Bei zwei Patienten verschwand sogar die Depression. Beim dritten Patienten trat zunächst eine Koordinationsstörung auf, sodass die tägliche THC-Einnahme auf 2,5 Milligramm reduziert wurde, eine Dosis, die genug Wirkung zeigte. Solche kleinen Studien gibt es auch für viele andere Indikationen, wie beispielsweise bei psychiatrischen Erkrankungen für Zwangsstörungen, ADHS und posttraumatische Belastungsstörung sowie bei körperlichen Erkrankungen beispielsweise für chronisch-entzündliche Darmerkrankungen (Colitis ulcerosa, Morbus Crohn) und das Tourette-Syndrom.

Zudem wird immer wieder von Einzelfällen berichtet, bei denen die Verwendung von Cannabis sehr wirksam war. So erschien vor wenigen Jahren in einer Fachzeitschrift ein Bericht über einen Patienten, der an einer Pilzinfektion der Speiseröhre litt und nach einer Operation einen anhaltenden Schluckauf entwickelte. Er wurde mit mehreren Medikamenten behandelt, die aber alle nur wenig oder nicht halfen. Akupunktur-Behandlungen am sechsten und neunten Tag des Schluckaufs brachten den Schluckauf nur für eine Stunde zum Verschwinden. Am achten Tag rauchte der Patient, der noch nie zuvor Cannabis geraucht hatte, eine Cannabiszigarette und der Schluckauf verschwand, trat jedoch am neunten Tag wieder auf. Am zehnten Tag rauchte er erneut Cannabis, und der Schluckauf verschwand sofort und kam nicht wieder.

Praxistipps

- Cannabis ist kein Wundermittel. Während es bei einigen Patienten nicht oder nur wenig wirkt, profitieren andere sehr gut von Cannabis. Falls Sie Cannabis einmal zur Behandlung Ihrer Erkrankung oder Beschwerden ausprobieren wollen, so können Sie die hier dargestellte Übersicht, das auf der Webseite der ACM kostenlos verfügbare ACM-Magazin oder ein anderes Buch des Autors für Ärzte (Grotenhermen/Häußermann: Cannabis: Verordnungshilfe für Ärzte) als erste Orientierungshilfe nutzen. Sie können sich trotzdem über den aktuellen Stand der Forschung informieren. So können Sie auf weiterführende Literatur zu diesem Thema zurückgreifen, sich an die Arbeitsgemeinschaft Cannabis als Medizin (ACM) wenden oder sich auf den Internetseiten der IACM und ACM informieren (www.cannabis-med.org, www.arbeitsgemeinschaft-cannabis-medizin.de).
- Viele Ärzte kennen sich mit der Thematik wenig aus oder stehen einer Medikation mit Cannabis-basierten Medikamenten skeptisch gegenüber. Sie sollten sich daher selbst gut informieren, bevor Sie sich entschließen, mit Ihrem Arzt darüber zu sprechen.
- Falls Ihr Arzt eine Cannabistherapie für sinnvoll erachtet, so lassen Sie sich von ihm probeweise ein preiswertes Produkt, zum Beispiel eine kleine Menge eines günstigen Extraktes oder 5 g Cannabisblüten verschreiben. Dabei ist jedoch zu beachten, dass die Kosten für eine solche Therapie, auch wenn diese wirksam ist, häufig nicht erstattet werden.
- Falls Sie eine Therapie mit Cannabismedikamenten durchführen wollen, so informieren Sie sich bitte vorher über mögliche Nebenwirkungen, Wechselwirkungen mit anderen Medikamenten und die Art der Dosierung. Informationen zu diesen Themen finden Sie auch in den entsprechenden Kapiteln dieses Buches.

Medizinische Wirkungen von CBD (Cannabidiol)

Für Cannabidiol kommen u.a. folgende medizinische Einsatzgebiete in Frage:

- Epilepsie
- Angststörungen • Depressionen
- Schizophrene Psychosen
- Entzündungen • Schmerzen (selten)
- Bewegungsstörungen: Dystonie, Dyskinesie
- Drogenabhängigkeit (Kokain, Amphetamine, Opiate, Cannabis, Alkohol)
- Knochenmarktransplantation

Viele CBD-Wirkungen wurden bisher nur im Tierversuch nachgewiesen. So wirkt es danach beispielsweise als schnelles Antidepressivum. Es lindert nur selten Schmerzen. Es wirkt nervenschützend, indem es wirksamer als Vitamin C freie Radikale fängt. Es wirkt antiepileptisch, tötet Krebszellen bei Brustkrebs, Prostatakrebs, Hirnkrebs und einigen anderen Krebsarten, wirkt entzündungshemmend, hemmt die Anhäufung von Prion-Proteinen in Prion-infizierten Zellen und könnte so dem Rinderwahnsinn (BSE) vorbeugen. Es wirkt antibakteriell gegen bestimmte gefährliche Keime (MRSA) mit hoher Antibiotikaresistenz und reduziert im Tierversuch das Risiko für die Entwicklung eines Diabetes (Zuckerkrankheit).

Es wurden bisher nur wenige klinische Studien durchgeführt, aber die Grundlagenforschung weist auf eine mögliche therapeutische Verwendung bei einer Vielzahl von Erkrankungen und Symptomen hin. Es könnte sogar mögliche therapeutische Anwendungsgebiete für Krankheiten geben, für die bisher noch keinerlei Studien durchgeführt wurden. Beispielsweise berichten einige Personen, die an ADHS (Aufmerksamkeitsdefizit-/Hyperaktivitätsstörung) leiden, von einer Linderung ihrer Symptome durch CBD-Extrakte.

Eine Studie aus dem Jahr 2014 mit 102 Patienten aus den Niederlanden, die drei verschiedene Cannabissorten aus Apotheken für medizinische Zwecke verwendeten, hat ergeben, dass sich die medizinisch gewünschten und unerwünschten Wirkungen in Abhängigkeit vom Verhältnis von THC und CBD unterscheiden.

Rechtliche Lage

In den vergangenen Jahren hat es im deutschen Sprachraum einige Verbesserungen bei der medizinischen Verwendung von Medikamenten auf Cannabisbasis gegeben, oder sie sind, wie im Falle der Schweiz, geplant.

Die rechtliche Situation in Deutschland

In Deutschland sind verschiedene cannabisbasierte Medikamente verschreibungsfähig. Seit Inkrafttreten des Gesetzes zur Änderung betäubungsmittelrechtlicher und anderer Vorschriften (»Cannabis-als-Medizin-Gesetz«) im März 2017 können neben Dronabinol und Sativex® auch Medizinal-Cannabisblüten und Cannabisextrakte in pharmazeutischer Qualität ärztlich verordnet werden. Das Gesetz war am 19. Januar 2017 im Bundestag einstimmig verabschiedet worden.

Grundsätzlich ist zwischen der Verschreibungsfähigkeit und der Zulässigkeit der Verschreibung gemäß § 13 Betäubungsmittelgesetz (BtMG) einerseits und der Kostenerstattung durch die gesetzlichen Krankenkassen nach § 31 Abs. 6 SGB V andererseits zu unterscheiden. Während die Verordnung von Betäubungsmitteln – und damit auch aller THC-haltigen cannabisbasierten Medikamente – den strengen Voraussetzungen des BtMG unterliegt und in der Betäubungsmittelverschreibungsverordnung (BtMVV) geregelt ist, ist der rechtliche Rahmen hinsichtlich der Kostenübernahme einer solchen Behandlung durch die gesetzlichen Krankenkassen im Sozialgesetzbuch (SGB) festgelegt.

Im Einzelnen gibt es in Deutschland den folgenden rechtlichen Rahmen:

- Cannabisblüten und Cannabisblütenextrakte in pharmazeutischer Qualität sind durch eine Einstufung in die Anlage III des BtMG verschreibungsfähig geworden.
- Cannabisblüten und -extrakte können auf einem Betäubungsmittelrezept von jedem niedergelassenen Arzt/Ärztin für jede Indikation, bei der sich Arzt/Ärztin und Patient/in einen Behandlungserfolg versprechen, verschrieben werden. Allerdings müssen die Voraussetzungen für die Verschreibung von Betäubungsmitteln nach § 13 BtMG erfüllt sein.

- Nach § 13 BtMG dürfen Betäubungsmittel verschrieben werden, »wenn ihre Anwendung am oder im menschlichen oder tierischen Körper begründet ist. Die Anwendung ist insbesondere dann nicht begründet, wenn der beabsichtigte Zweck auf andere Weise erreicht werden kann.« Es ist daher wichtig, dass der Arzt die Therapie vor Beginn und während der Behandlung ausreichend begründet und dokumentiert.
- Als Höchstmenge zur Verschreibung von Cannabisblüten in 30 Tagen wurden 100 Gramm ohne Beschränkung auf eine bestimmte Sorte festgelegt. Es steht einem Arzt frei, mehrere Sorten gleichzeitig zu verschreiben. Bei einem höheren Bedarf kann die vorgegebene Höchstmenge unter Verwendung des Ausnahmekennzeichens »A« überschritten werden. Die Höchstmenge für reines Dronabinol beträgt 500 mg, für THC in Cannabisextrakten liegt die Verschreibungshöchstmenge bei 1000 mg in 30 Tagen. Das gilt auch für Sativex®.
- Die Kosten für cannabisbasierte Medikamente wie Sativex®, Nabilon (Canemes®) und Dronabinol sowie für Cannabisblüten und Cannabisextrakte sollen – sofern eine Off-Label- oder No-Label-Verordnung erfolgt – unter bestimmten Voraussetzungen von den Krankenkassen übernommen werden. Dazu muss vor der ersten Verschreibung eines cannabisbasierten Arzneimittels eine Genehmigung der Krankenkasse eingeholt werden.
- Der Arzt muss an einer Begleiterhebung teilnehmen und den Patienten im Voraus darüber informieren.
- Ein kontrollierter Cannabisanbau soll in Deutschland organisiert werden. Die deutsche Cannabisagentur ist ein Fachgebiet in der Abteilung Zulassung 4 (Besondere Therapierichtungen und traditionelle Arzneimittel) im Bundesinstitut für Arzneimittel und Medizinprodukte (BfArM). Sie kontrolliert Anbau, Ernte, Verarbeitung, Qualitätsprüfung, Lagerung, Verpackung sowie die Abgabe an Großhändler und Apotheker oder Hersteller. Bisher haben drei Unternehmen eine Anbaulizenz erhalten: die kanadischen Unternehmen Aurora und Aphira sowie die deutsche Firma Demecan. Mit der ersten Ernte wird nicht vor Ende 2020 gerechnet.

Zulässigkeit der Verschreibung

Die Verschreibungsfähigkeit von Betäubungsmitteln ist im BtMG geregelt. Dort heißt es im § 13 Abs. 1.»Die in Anlage III bezeichneten Betäubungsmittel dürfen nur (…) verabreicht oder einem anderen zum unmittelbaren Verbrauch oder nach Absatz 1a, Satz 1 überlassen werden, wenn ihre Anwendung am oder im menschlichen oder tierischen Körper begründet ist. Die Anwendung ist insbesondere dann nicht begründet, wenn der beabsichtigte Zweck auf andere Weise erreicht werden kann.«

Dazu führt Oberstaatsanwalt Jörn Patzak, Kommentator des Betäubungsmittelgesetzes, in einer Stellungnahme aus:

»Eine Indikation für eine begründete Verschreibung von Betäubungsmitteln nach § 13 Abs. 1 BtMG kann nur dann vorliegen, wenn das Mittel nach den allgemeinen oder weitaus überwiegend anerkannten Regeln der ärztlichen Wissenschaft als Heilmittel für das Leiden des Patienten geeignet ist. Sie dürfen nur zum Zweck der Heilung oder Schmerzlinderung verschrieben oder zum unmittelbaren Verbrauch überlassen werden (...), also nicht als Genussmittel oder Mittel zur Herbeiführung eines freiverantwortlichen Suizids (...).

Eine Abweichung von der h. L. [herrschenden Lehre] der medizinischen Wissenschaft, vom Indikationskatalog der Bundesärztekammer oder von den Richtlinien der Krankenkassen im Einzelfall bedeuten aber noch nicht, dass die Behandlung mit Betäubungsmitteln ärztlich unbegründet ist. Die h. L. der medizinischen Wissenschaft, der Indikationskatalog und die Stellungnahmen der Bundesärztekammer stellen nur Orientierungsrichtlinien dar, an denen sich der verantwortungsvolle Arzt im Rahmen seiner ärztlichen Therapiefreiheit orientieren kann. Sie binden ihn nicht bei der Wahl der Behandlungsmethode im Rahmen des § 13 BtMG, setzen ihn aber einem erhöhten Begründungszwang bei der Durchführung einer Außenseitermethode aus. (...)

Zusammenfassend ist zu sagen, dass ein Arzt keine strafrechtliche Ahndung wegen ›unerlaubten‹ Verschreibens von Cannabis befürchten muss, wenn die Verschreibung nach den zumindest weitaus überwiegend anerkannten Regeln der ärztlichen Wissenschaft erfolgt. Insoweit steht dem Arzt ein Beurteilungsspielraum zu, zumal es für Medizinalcannabis – soweit ich weiß – bislang keine Behandlungsleitlinien gibt! Das ist letztlich aber eine Frage des Einzelfalles. Insoweit ist noch zu beachten, dass der Straftatbestand der Verschreibung von Betäubungsmitteln entgegen § 13 Abs. 1 BtMG (§ 29 Abs. 1 Satz 1 Nr. 1 6 a) nur vorsätzlich begangen werden kann. Eine fahrlässige ›unerlaubte‹ Verschreibung ist nicht strafbewehrt« (persönliche Mitteilung an den Autor, 20.5.2019).

Praxistipps

- Auch wenn ein Arzt ein Cannabispräparat auf einem Privatrezept verschreibt, muss er diese Verschreibung in der Patientenakte oder in einem Arztbericht gut begründen, damit er nicht gegen das Betäubungsmittelgesetz verstößt.
- Dabei kommt es vor allem darauf an darzulegen, warum andere Standardverfahren nicht zur Anwendung kommen können (Nebenwirkungen, mögliche Langzeitschäden, günstigeres Nutzen-Risiko-Profil für Cannabis-Medikamente als bei anderen Therapieverfahren).

Kostenübernahme durch die Krankenkasse

Die Kosten für ein zugelassenes Arzneimittel müssen grundsätzlich übernommen werden. Arzneimittelrechtlich zugelassen ist der Cannabisextrakt Sativex® zur Behandlung der Spastik von Erwachsenen aufgrund einer multiplen Sklerose sowie Canemes®, ein Präparat, das das THC-Derivat Nabilon enthält, für die Behandlung von Übelkeit und Erbrechen im Rahmen einer Krebschemotherapie.

Der rechtliche Rahmen hinsichtlich der Kostenübernahme einer Therapie mit Cannabismedikamenten durch die gesetzlichen Krankenversicherungen ist im SGB V § 31 Abs. 6 festgelegt.

Im Gesetz wurden als Voraussetzung für eine Kostenerstattung folgende Punkte festgelegt:

- Vorliegen »einer schwerwiegenden Erkrankung«. Eine »allgemein anerkannte, dem medizinischen Standard entsprechende Leistung steht im Einzelfall nicht zur Verfügung« oder diese Leistung kann »im Einzelfall nach der begründeten Einschätzung der behandelnden Vertragsärztin oder des behandelnden Vertragsarztes unter Abwägung der zu erwartenden Nebenwirkungen und unter Berücksichtigung des Krankheitszustandes der oder des Versicherten nicht zur Anwendung kommen«.
- Es besteht »eine nicht ganz entfernt liegende Aussicht auf eine spürbare positive Einwirkung auf den Krankheitsverlauf oder auf schwerwiegende Symptome«.

Weiter heißt es im Gesetz, dass – wenn diese Voraussetzungen erfüllt sind – der Antrag auf Kostenübernahme durch die GKV »nur in begründeten Ausnahmefällen« abgelehnt werden darf.

Ausdrücklich verzichtet wurde im Gesetzestext auf die Forderung, dass der Patient zunächst »austherapiert« sein müsse, bevor eine Kostenerstattung für eine Behandlung mit einem Cannabis-basierten Medikament durch die GKV erfolgen könne.

In der Praxis wird eine Kostenübernahme durch gesetzliche und private Krankenkassen häufig mit der Begründung abgelehnt, dass es keine ausreichenden klinischen Daten gäbe, nach der eine »ganz entfernt liegende Aussicht« auf eine Verbesserung einer Erkrankung oder eines Symptoms bestehe. Dies hat in der Praxis dazu geführt, dass regelhaft bei einer Anzahl von Erkrankungen grundsätzlich keine Kostenübernahme erfolgt, auch wenn in der ärztlichen Praxis eine deutliche Besserung eintritt.

Im Jahr 2019 hat der Bundestag Änderungen am Gesetz beschlossen. Danach müssen Patienten oder ihre Ärzte keinen neuen Kostenübernahmeantrag bei der Krankenkasse stellen, wenn die Dosierung geändert werden muss, wenn andere Sorten von Medizinalcannabisblüten eingesetzt werden sollen oder wenn zwischen verschiedenen Cannabisextrakten gewechselt werden soll.

Praxistipps

- Zunächst sollte geprüft werden, ob alle Voraussetzungen für eine Kostenübernahme vorliegen. Patienten können dem Arzt helfen, indem sie alle bisher durchgeführten Standardtherapien tabellarisch mit Zeitraum der Einnahme, behandelndem Arzt, erwünschten und unerwünschten Wirkungen auflisten.
- Der Patient oder der Arzt können den Arztfragebogen nach § 31 Abs. 6 SGB V bei der Krankenkasse anfordern. Patienten können den Arzt entlasten, indem sie die dort gestellten Fragen bereits in eigenen Worten beantworten. Ein wichtiger Aspekt ist die Forderung nach der Schwere der Erkrankung. Daher sollten Patienten schildern, wie die Erkrankung sie im Alltag und Beruf beeinträchtigt.
- Dem Antrag an die Krankenkasse sollten möglichst umfangreiche Vorbefunde auch von anderen Ärzten (zum Beispiel Arztberichte aus Krankenhäusern) beigelegt werden, die die Angaben belegen.
- Ist bereits bekannt, dass ein Cannabismedikament bei der Erkrankung wirksam ist, so sollte dies erwähnt werden. Es ist bisher kein Fall bekannt, nach dem die bisherige positive Erfahrung mit illegal erworbenem Cannabis im Arztbericht an die Krankenkasse zu einem Strafverfahren geführt hat.
- Ist nicht bekannt, ob Cannabismedikamente wirksam sind, so macht es Sinn, sich eine kleine Menge verschreiben zu lassen und zu testen, ob sie wirksam sind und vertragen werden, beispielsweise 5 g einer Cannabissorte oder 10 ml eines Cannabisextraktes.

Im Gesetz ist darüber hinaus festgelegt, dass die Krankenkassen lediglich eine Entscheidungsfrist von 3 Wochen haben, sofern ohne Einschaltung des Medizinischen Dienstes der Krankenkassen (MDK) entschieden wird. Diese Frist verlängert sich auf 5 Wochen bei Einbeziehung des MDK in die Entscheidungsfindung. Im ärztlichen Alltag hat sich herausgestellt, dass der MDK praktisch regelhaft einbezogen wird. Eine verkürzte Entscheidungsfrist besteht bei einer Behandlung im Rahmen einer »spezialisierten ambulanten Palliativversorgung nach § 37 b«. Dann beträgt die Genehmigungsfrist lediglich 3 Tage. Wurde eine Therapie mit einem cannabisbasierten Medikament während eines stationären Aufenthaltes begonnen, so haben Kassen ebenfalls nur 3 Tage lang Zeit, um über einen Antrag durch einen niedergelassenen Arzt zu entscheiden. Werden diese Fristen überschritten, gilt der Antrag als genehmigt. Es tritt eine sogenannte Genehmigungsfiktion ein. Allerdings muss der Anspruch auch dann gelegentlich vor dem Sozialgericht durchgesetzt werden.

Praxistipp

- Die Kostenübernahme sollte für ein bestimmtes Cannabismedikament beantragt werden. Merkwürdigerweise sind die Chancen dann am größten, wenn die Kostenübernahme für einen standardisierten Extrakt beantragt wird. Am 6. Juni 2019 wurde vom deutschen Bundestag ein Gesetz verabschiedet, nach dem bei einem Wechsel zwischen verschiedenen Sorten von Medizinalcannabisblüten oder beim Wechsel zwischen verschiedenen Cannabisextrakten kein erneuter Antrag auf eine Kostenübernahme gestellt werden muss. Vorher musste bei jedem Wechsel des Präparates erneut ein Kostenübernahmeantrag bei der Krankenkasse gestellt werden. Nach der Genehmigung einer Blütensorte kann daher problemlos zu einer anderen Sorte gewechselt werden. Das Gleiche gilt bei der Genehmigung eines Extraktes. Das Gesetz trat mit der Veröffentlichung im Bundesgesetzblatt am 9. August 2019 in Kraft.

Begleiterhebung

Ärzte, deren Patienten eine Kostenübernahme durch eine gesetzliche Krankenkasse erhalten haben, müssen an einer Begleiterhebung teilnehmen. Dafür übermittelt der behandelnde Arzt über ein Onlineportal Daten in anonymisierter Form ans BfArM. Darüber muss der Patient vor der Verordnung des Cannabisarzneimittels vom verordnenden Arzt informiert werden. Hierzu hat das BfArM ein Informationsschreiben zur Verfügung gestellt.

Informationsblatt für Patientinnen und Patienten:
www.bfarm.de/DE/Bundesopiumstelle/Cannabis/Begleiterhebung/_node.html

Arztfragebogen zu Cannabinoiden nach § 31 Abs. 6 SGB V

Bitte füllen Sie diesen Fragebogen gut leserlich aus. Weitere Ausführungen können auf einem Beiblatt angefügt werden.

Versichertenname: ______________________________

Versichertennummer: ______________________________

1. Erfolgt die Verordnung im Rahmen der genehmigten Versorgung nach § 37b SGB V (Spezialisierte ambulante Palliativversorgung)?

☐ ja ☐ nein

2. Welches Produkt soll verordnet werden?

Wirkstoff: ______________________________

Handelsname: ______________________________

Darreichungsform: ______________________________

Dosis: ______________________________

3a. Welche Erkrankung soll behandelt werden?

____

____

3b. Wie lautet das Behandlungsziel?

____

____

4. Ist die Erkrankung schwerwiegend?

☐ ja ☐ nein

Falls ja, welcher Verlauf/Symptomatik/Beeinträchtigungen oder anderes begründet den Schweregrad? (Bitte Befundunterlagen, Krankenhausberichte dem MDK .... zur Verfügung stellen.)

____

____

5. Welche anderen Erkrankungen bestehen gleichzeitig?

____

____

6. Welche aktuelle Medikation (bitte Angaben von Wirkstoff und Dosis)/nichtmedikamentöse Behandlung erfolgt parallel zurzeit?

7. Welche bisherige Therapie ist mit welchem Erfolg bisher durchgeführt worden?

8. Warum stehen allgemein anerkannte, dem medizinischen Standard entsprechende alternative Behandlungsoptionen nicht zur Verfügung?

9. Bitte benennen Sie Literatur, aus der hervorgeht, dass eine nicht ganz entfernt liegende Aussicht auf eine spürbare positive Einwirkung auf den Krankheitsverlauf oder auf schwerwiegende Symptome besteht.

(Es würde die Stellungnahme des MDK wesentlich beschleunigen, wenn Sie die Literatur im Original beifügen. Vielen Dank.)

10. Erfolgt die Therapie im Rahmen einer klinischen Prüfung?

(Nicht gemeint ist die anonymisierte Begleitforschung.)

☐ ja ☐ nein

Datum

Stempel und Unterschrift
der Ärztin/des Arztes

Anlagen wurden an den MDK versendet ☐ ja ☐ nein

Rechtliche Lage in der Schweiz

Wenn eine Pflanze einen Grenzwert von 1 Prozent THC unterschreitet, gilt diese in der Schweiz nicht als Betäubungsmittel. Das ist ein erheblicher Unterschied, zu Deutschland (0,2 Prozent) und Österreich (Grenzwert: 0,3 Prozent). Sowohl der Samen als auch die Stecklinge fallen unter das Betäubungsmittelgesetz, sofern die daraus wachsenden Pflanzen den Grenzwert von 1 Prozent THC überschreiten werden. Gegenwärtig sind 11 Cannabissorten offiziell erlaubt, da diese im Sortenkatalog des Bundes von 1998 aufgeführt sind.

Neben reinem Dronabinol (THC) sind auch natürliche Cannabispräparate grundsätzlich verschreibbar. Es wird zwischen registrierten Fertigarzneimitteln und den Magistralrezepturen unterschieden. Die bei der zuständigen Heilmittelbehörde Swissmedic registrierten Cannabispräparate können als normale Betäubungsmittel ärztlich für die zugelassene Indikation verordnet werden. Zurzeit betrifft dies einzig den Cannabisextrakt Sativex®. Andere cannabishaltige, für den Patienten individuell angefertigte Magistralrezepturen können zwar ebenfalls verschrieben werden, benötigen aber für jeden einzelnen Patienten eine Ausnahmegenehmigung des Bundesamtes für Gesundheit.

Sämtliche in der Schweiz verkehrsfähigen Cannabispräparate, auch Sativex®, werden von den Krankenkassen nicht übernommen. Erst durch eine Kostengutsprache können ein Teil der Kosten oder die gesamten Kosten von den Krankenkassen übernommen werden.

Die Schweizer Regierung hat es sich im Jahr 2019 zum Ziel gesetzt, Patienten den Erwerb von medizinischem Cannabis zu erleichtern. Sie schlug am 26. Juni 2019 vor, die Verschreibung von Cannabis zur Behandlung von Menschen mit Krebs oder anderen schwerwiegenden Erkrankungen zuzulassen. Der Vorschlag würde das derzeitige System ersetzen, bei dem diejenigen, die medizinisches Cannabis benötigen, beim Bundesamt für Gesundheit eine Ausnahme beantragen müssen, um eine ansonsten illegale Droge zu erhalten.

Rechtliche Lage in Österreich

Die Richtlinien für Verschreibungsmöglichkeiten von cannabishaltigen Arzneimitteln in Österreich sind durch den sogenannten Erstattungskodex (EKO) geregelt. Es gibt keine einheitlichen Richtlinien für Kostenerstattungen durch die Krankenkassen. Die Kostenerstattung wird von den einzelnen Krankenkassen unterschiedlich gehandhabt.

Cannabismedikamente fallen unter das Suchtmittelgesetz (SMG). Alle Verschreibungen sind mit einer Suchtmittelvignette zu versehen, die dem deutschen Betäubungsmittelrezept entspricht. Im Gegensatz zu Deutschland ist laut Gesetz eine Verschreibung von Cannabisblüten nicht gestattet. Unter das Suchtmittelgesetz fallen hingegen nicht das Nabilon-Präparat Canemes® sowie CBD-Präparate. Zur Verschreibung kommt in Österreich vor allem Dronabinol/THC als Rezepturarzneimittel.

Bei einer Ablehnung der Kostenerstattung ist es entscheidend, persönlich bei den zuständigen chefärztlichen Stellen vorzusprechen, um den individuellen Fall in allen medizinischen Details darzulegen. Diese chefärztlichen Stellen entsprechen etwa dem Medizinischen Dienst der Krankenkassen in Deutschland. Ein rein schriftlicher Verkehr mit diesen Stellen führt häufig aus unterschiedlichen Gründen zur Ablehnung.

Es steht jedem Patienten, dessen Antrag auf Kostenerstattung vom chefärztlichen Dienst abgelehnt wurde, auf Basis der geltenden Gesetzeslage zu, eine medizinische Begründung in Form eines Bescheids zu erhalten. Damit kann im Rechtsweg Einspruch erhoben und eine Klage am zuständigen Arbeits- und Sozialgericht eingebracht werden. Die Verfahrenskosten müssen nicht vom Kläger getragen werden.

Die Bereitschaft zur Kostenübernahme variiert in Abhängigkeit von der Krankenkasse. So werden Cannabisprodukte von der Wiener Gebietskrankenkasse in der Regel in Form magistraler Verordnungen von Dronabinol bei diesen Indikationen übernommen:

- bei therapieresistentem Erbrechen im Rahmen einer Chemotherapie, das mit anderen Antiemetika nicht beherrschbar ist oder
- bei therapieresistenten spastischen Beschwerden bei multipler Sklerose oder als ultima ratio in der Schmerztherapie.

Die Kosten für das Medikament Canames® werden im Einzelfall von dieser Krankenkasse übernommen, wenn Therapiealternativen nicht möglich sind oder nicht zum Erfolg geführt haben. CBD ist derzeit als Arzneimittel in Österreich nicht zugelassen und für Verschreibungen gibt es dementsprechend auch keine Kostenerstattung. Trotzdem werden die Kosten von den Krankenkassen in Ausnahmefällen übernommen (vorwiegend bei kindlichen Epilepsien, Tumorerkrankungen oder zerebralen Entwicklungsstörungen). In seltenen Fällen wird auch bei fortgeschrittenen Tumorerkrankungen wie z.B. Pankreas- oder Prostatakarzinom mit weitreichenden Metastasierungen CBD bei Kombinationspräparaten mit Dronabinol mitbezahlt.

Früher gab es eine sehr positive Grundhaltung der Krankenkassen hinsichtlich der Kostenübernahme für Dronabinol. Diese äußerte sich auch dadurch, dass Langzeitgenehmigungen zur Kostenübernahme bei Indikationen wie Fibromyalgie, Autismus oder austherapierten Depressionen erteilt wurden.

Derzeit beschränken sich die zuständigen Körperschaften allerdings auf eine kleine Anzahl von schweren Erkrankungen.

Arzt-Patient-Beziehung

Der rechtliche Status von Cannabis und die Stigmatisierung von Cannabisprodukten führen nicht selten zu Unsicherheiten bei Arzt und Patient. Kranke sind oft unsicher, ob sie ihren Arzt auf eine mögliche Verschreibung von Medikamenten auf Cannabisbasis ansprechen sollten. Ärzte sind oft unsicher, ob sie mit ihren Patienten über das Thema sprechen können.

Was darf der Arzt?

Ärzte dürfen mit ihren Patienten über alle Aspekte von Cannabisprodukten sprechen. Sie dürfen allerdings ihren Patienten nicht raten, eine Straftat zu begehen, und sie dürfen ihre Patienten nicht mit illegalen Cannabisprodukten versorgen, wie dies 2004 in Großbritannien passiert ist, als ein Arzt einer krebskranken Patientin Cannabis zugänglich gemacht hat.

Ärztliche Schweigepflicht

Ärztinnen und Ärzte sind verpflichtet, über das zu schweigen, was ihnen ihre Patienten anvertraut haben. Dies gilt grundsätzlich auch gegenüber Angehörigen des Patienten und auch gegenüber anderen Ärzten, wenn zuvor keine Entbindung von der Schweigepflicht erfolgte. Die Grundlagen der ärztlichen Schweigepflicht sind in verschiedenen Gesetzen und den Berufsordnungen der Ärzte geregelt. In Deutschland bestimmt beispielsweise der Paragraph 203 des Strafgesetzbuches, dass derjenige, der unbefugt ein fremdes Geheimnis, namentlich ein zum persönlichen Lebensbereich gehörendes Geheimnis oder ein Betriebs- oder Geschäftsgeheimnis offenbart, das ihm als Arzt anvertraut oder sonst bekannt geworden ist, mit Freiheitsstrafe bis zu einem Jahr oder einer Geldbuße bestraft wird. Auch Arzthelfer, Krankenpfleger, Krankengymnasten, Psychotherapeuten und andere Berufe aus dem medizinischen Bereich unterliegen der Schweigepflicht. In anderen

Ländern gelten vergleichbare Regelungen. Die Schweigepflicht gilt auch über den Tod des Patienten hinaus.

Die ärztlichen Berufsordnungen legen zudem fest, dass derjenige, der als Arzt gegen die Schweigepflicht verstößt, berufsrechtswidrig handelt. Bei entsprechenden Verstößen können die Berufsgerichte der Ärztekammern eine Warnung, einen Verweis, eine Geldbuße und weitere standesrechtliche Maßnahmen beschließen, beispielsweise die Aberkennung der Mitgliedschaft in der zuständigen Ärztekammer.

In der Praxis spielt dieses Thema im Zusammenhang mit der Verwendung von Cannabisprodukten eine Rolle, wenn ein Patient einem Arzt über seine Cannabisverwendung berichtet und dieser diese Information ohne Zustimmung des Patienten in einen Arztbrief schreibt und damit anderen Ärzten mitteilt. So ist es trotz Verbots vorgekommen, dass ein Arzt die medizinische Verwendung von Cannabisprodukten oder den vertraulich mitgeteilten Freizeitkonsum vorschnell als Missbrauch bezeichnet hat und den bisherigen Diagnosen die weitere Diagnose »Cannabismissbrauch« hinzugefügt hat. Ein weiterer Konfliktpunkt kann entstehen, wenn zum Beispiel ein 16-jähriger Jugendlicher mit seinem Arzt über seinen illegalen Konsum spricht und dieser die Eltern informieren möchte. In beiden Fällen ist die Rechtslage eindeutig. In beiden Fällen handelt der Arzt rechtswidrig, wenn er seine Kollegen oder die Eltern des minderjährigen, aber mündigen Patienten informiert. Vielen Ärzten ist diese Sachlage allerdings nicht bekannt, sondern sie denken beispielsweise, dass sie diese Informationen einem weiterbehandelnden Arzt mitteilen dürfen. Krankenhausärzte haben zudem gelegentlich die Neigung, mit den Angehörigen eines Patienten sehr freimütig über dessen Erkrankung zu sprechen.

Selbstverständlich kann es Ausnahmen von dieser Regelung geben, beispielsweise wenn der Arzt von Kindesmisshandlungen erfahren oder eine gefährliche ansteckende Erkrankung diagnostiziert hat. Es gibt auch Umstände, in denen der weiterbehandelnde Arzt oder nahe Angehörige informiert werden dürfen. Zum Beispiel kann es vorkommen, dass ein Patient seinen Willen nicht äußern kann, weil er bewusstlos ist. Hier kann der Arzt versuchen, nach dem vermuteten Willen zu handeln und in diesem Zusammenhang auch mit den Angehörigen sprechen. Bei einer Weiterbehandlung einer bestimmten Erkrankung dürfen die beteiligten Ärzte im Allgemeinen davon ausgehen, dass der Patient damit einverstanden ist, dass sie sich austauschen. Dies gilt jedoch nicht für Bereiche, die nicht unmittelbar und notwendig mit der behandelten Erkrankung verbunden sind. Ärzte dürfen nicht davon ausgehen, dass ein Patient damit einverstanden ist, dass ärztliche Kollegen über den vertraulich mitgeteilten Cannabiskonsum unterrichtet werden dürfen. Dies gilt selbst für Praxisgemeinschaften, in denen mehr als ein Arzt arbeitet. Die Ärzte der Praxisgemeinschaft dürfen sich nicht über Informationen unterhalten, die sie von ihren Patienten erhalten haben, es sei denn, der entsprechende Patient hat seinen Arzt von der Schweigepflicht entbunden.

Die Einleitung eines Strafverfahrens kann durch eine Strafanzeige des Patienten gegen den behandelnden Arzt oder das nichtärztliche Personal erfolgen. Da das Strafverfahren bei einer geringen Schuld jedoch im Allgemeinen eingestellt wird, sollte man zunächst erwägen, den Arzt selbst auf seinen Fehler hinzuweisen und bei Uneinsichtigkeit die zuständige Ärztekammer zu informieren.

Praxistipps

- Wenn Sie als Patient den Eindruck haben, dass bei Ihrer Erkrankung der Einsatz von Cannabisprodukten medizinisch sinnvoll sein könnte, so informieren Sie sich ausführlich und sprechen Ihren Arzt auf eine Verschreibung von Cannabismedikamenten an. Reagiert er grundsätzlich ablehnend oder gar empört, weil er Cannabisprodukte nur als gefährliche Suchtmittel betrachtet, so wissen Sie, dass Sie mit diesem Arzt kaum über eine medizinische Behandlung mit Cannabisprodukten sprechen können und sollten.
- Wenn Sie im Krankenhaus mit dem behandelnden Arzt oder mit einem Anästhesisten vor einer Operation über Ihren illegalen Konsum von Cannabisprodukten sprechen wollen oder gesprochen haben, weisen Sie deutlich darauf hin, dass er der ärztlichen Schweigepflicht auch gegenüber anderen Ärzten unterliegt, und dass Sie nicht wünschen, dass dieses Thema in irgendeiner Weise schriftlich festgehalten wird, sodass andere Personen vom Inhalt Ihres Gespräches erfahren könnten. Das Gleiche gilt für eine legale Cannabistherapie, da auch diese gelegentlich als Cannabismissbrauch gedeutet wird.

Möglichkeiten der Einnahme von Cannabisprodukten

Arzneimittel auf Cannabisbasis werden im Allgemeinen inhaliert (Cannabisblüten) oder oral eingenommen (THC, CBD, Nabilon, Cannabisextrakte).

Einnahme natürlicher Cannabisprodukte

Medizinalcannabisblüten werden in der Regel durch Inhalation (Rauchen, Inhalation mit einem Verdampfer) oder nach Decarboxylierung (durch Erhitzung im Backofen) oral als Tee oder Pulver eingenommen. Es besteht auch die Möglichkeit, in der Apotheke Extrakte aus Cannabisblüten zu erhalten.

Allen Cannabiszubereitungen ist dabei eine Erhitzung vor der Einnahme gemein. Dies ist wichtig, weil der Cannabiswirkstoff in der Pflanze überwiegend als THC-Säure vorkommt, die nur sehr schwach wirksam ist. Erst durch Erhitzen wird die unwirksame Form in die wirksame, sogenannte phenolische THC-Form umgewandelt (Decarboxylierung).

Nach einer Untersuchung an der Universität von Mississippi aus dem Jahr 2016 wurde bei einer Temperatur von 100 °C eine vollständige Decarboxylierung frühestens nach 60 Minuten, bei 110 °C frühestens nach 30 Minuten, bei 130 °C frühestens nach 9 Minuten und bei 145 °C frühestens nach 6 Minuten erzielt.

Inhalation natürlicher Cannabisprodukte

Eine weit verbreitete Einnahmeform von Cannabis ist das Inhalieren von Rauch. Dabei werden entweder Cannabiszigaretten geraucht oder Pfeifen beziehungsweise moderne Rauchutensilien benutzt. Cannabiszigaretten bestehen in Europa meistens aus einem Gemisch aus Tabak und Cannabis. Dazu wird zunächst Tabak auf einem Zigarettenblättchen verteilt und dann etwas Cannabis auf den Tabak gebröselt. Als Zigarettenfilter dient in der Regel ein einfacher Pappfilter. Teilweise wird der Tabak auch durch verschiedene Kräuter ersetzt. Dabei können beispielsweise Damiana, ein Kraut, das in Apotheken erhältlich ist und eine leicht beruhigende Wirkung hat, oder andere Rauchkräuter verwendet werden. Viele Konsumenten in Nordamerika und einigen weiteren Ländern rauchen reine Cannabiszigaretten. Eine andere Variante des Cannabisrauchens erfolgt mit Hilfe von sogenannten Pur-Pfeifen. Pur-Pfeifen sind kleine Pfeifen aus Metall oder Holz, mit denen sowohl Cannabisblüten als auch Haschisch ohne weitere Zusätze geraucht werden können. Darüber hinaus gibt es aufwändige Rauchutensilien, wie zum Beispiel Wasserpfeifen. Hier wird der Rauch, bevor er eingeatmet wird, durch Wasser geleitet. Dadurch kühlt der Rauch ab und kann stärker inhaliert werden. Dabei verringert sich zwar der Schadstoffgehalt des Rauches, der Gehalt an THC wird jedoch noch stärker vermindert, sodass Wasserpfeifen unter diesem Gesichtspunkt nicht zu empfehlen sind.

Zudem werden zunehmend elektrische Verdampfer, sogenannte Vaporizer, verwendet, die Cannabis bis zu einer Temperatur von 180 bis 210 °C erhitzen. Dies führt zwar zu einer Verdampfung des THC (ab 157 °C) und anderer Cannabinoide, liegt jedoch unterhalb der Verbrennungstemperaturen vieler Pflanzenstoffe, wodurch der Gehalt an Teer und anderen schädigenden Stoffen im Rauch erheblich vermindert werden kann.

Nach der Inhalation tritt die Wirkung des Cannabis meist schon nach ein bis fünf Minuten ein. Nach 20 bis 30 Minuten erreicht sie ihren Höhepunkt und hält insgesamt etwa zwei bis drei Stunden an. Die rasche Wirkung bei der Inhalation von Cannabis wird von vielen Patienten als Vorteil angesehen, da dadurch eine genaue Dosierung erfolgen kann. Ein weiterer Vorteil der Inhalation ist die vergleichsweise hohe Ausbeute an THC. Bei dem Rauchen einer Cannabiszigarette gelangen etwa 15 bis 25 Prozent des enthaltenen THC in die Blutbahn, ein weiterer Teil geht durch Verbrennung und Entweichen in die Umgebung verloren.

Durch die Verwendung einer Pfeife, eines Vaporizers oder durch eine effektive Rauchtechnik kann diese Ausbeute noch auf maximal etwa 50 bis 60 Prozent gesteigert werden. Es sollte jedoch von dem Versuch abgesehen werden, die THC-Aufnahme durch tiefes Einatmen und Luftanhalten zu erhöhen. Diese Methode, die in der Medizin als Valsalva-Manöver bezeichnet wird, erhöht die aufgenommene THC-Menge nur in geringem Maße, vermindert nicht die Aufnahme von Schadstoffen und birgt gleichzeitig die Gefahr eines Pneumothorax. Bei einem Pneumothorax platzen Lungenbläschen, und es gelangt Luft zwischen die innere Brustwand und die Lunge, sodass der betroffene Lungenflügel kollabiert, was einen mehrtägigen Krankenhausaufenthalt nach sich zieht. Der Kollaps des Lungenflügels vollzieht sich langsam und nicht plötzlich, sodass die Beschwerden – Schmerzen in einer Seite des Brustkorbes und Luftnot – nach und nach zunehmen.

Der wesentliche Nachteil des Rauchens von Cannabisprodukten liegt in der Schädigung der Atemwege durch Verbrennungsprodukte. Die Zusammensetzung des Cannabisrauches ähnelt zumindest qualitativ der von Tabak, mit dem wichtigsten Unterschied, dass Cannabisrauch THC und weitere Cannabinoide enthält, die nicht im Tabak vorkommen, und dass Tabak das nicht im Cannabis vorkommende Nikotin enthält.

Orale Einnahme von natürlichen Cannabisprodukten

Eine andere Variante der THC-Aufnahme erfolgt über den Mund. Dabei werden Cannabiszubereitungen meist in Form von Tropfen, Kapseln, Plätzchen, Kuchen, Tee oder Kakao eingenommen. Da der Wirkstoff THC jedoch nicht in Wasser löslich ist, sollte beim Backen und Kochen mit Cannabis darauf geachtet werden, dass der jeweiligen Zubereitung Fett zugesetzt wird. Bei einer Teezubereitung könnte dies zum Beispiel durch die Zugabe von etwas Sahne erfolgen. Einige Rezepte zur Zubereitung von Gebäck und Getränken finden Sie im Anhang dieses Buches. Bei der oralen Aufnahme von Cannabis tritt die Wirkung wesentlich später auf als nach der Inhalation von Rauch. Erst nach etwa 30 bis 90 Minuten ist die Wirkung spürbar. Sie hält dafür länger an und klingt sehr langsam ab, bei hoher Dosierung kann sie mehr als acht Stunden andauern. Das Maximum der Cannabiswirkung wird nach etwa zwei Stunden erreicht.

Bei der oralen Einnahme von Cannabisprodukten wird der größte Teil des THC über den Magen-Darm-Trakt ins Blut aufgenommen. Ein Teil des Wirkstoffes wird jedoch zuvor von der Magensäure zerstört, und der größte Teil des in die Blutbahn aufgenommenen THC wird sofort in der Leber abgebaut. Aus diesem Grund gelangt bei oraler Einnahme vergleichsweise weniger THC zur Wirkung als beim Rauchen von Cannabisprodukten. Allerdings weist das wichtigste in der Leber gebildete Stoffwechselprodukt von THC, das 11-Hydroxy-THC, ähnliche pharmakologische Wirkungen wie THC auf.

Die orale Aufnahme birgt nicht die Gefahren der Inhalation schädlicher Substanzen. Die verzögerte Wirkung bei der Aufnahme von Cannabis kann sowohl als Vorteil als auch als Nachteil angesehen werden. Vorteilhaft kann die lange Wirkungsdauer sein, wenn Beschwerden über einen längeren Zeitraum, zum Beispiel während der Nacht, gelindert werden sollen. Da die Wirkung jedoch verzögert eintritt, wird die Findung der individuell passenden Dosis erschwert. Daher sollte zu Beginn einer Behandlung mit oralem Cannabis zunächst mit sehr geringen Dosen begonnen und langsam erhöht werden, bis die gewünschte Wirkung erzielt wird oder unerwünschte Nebenwirkungen auftreten.

Einnahme von Fertigarzneimitteln

Die Aufnahme pharmazeutischer Cannabisprodukte erfolgt im Allgemeinen ebenfalls oral. Dabei werden entweder Tropfen oder Kapseln, wie zum Beispiel Marinol®, Canemes® oder ölige beziehungsweise alkoholische Tropfen eingenommen. Der Cannabisextrakt Sativex® wird in den Mund gesprüht. Im Unterschied zu den natürlichen illegalen weisen die pharmazeutischen Produkte eine definierte und gleichbleibende Wirkstoffkonzentration auf.

Dronabinol in alkoholischer Lösung kann auch mit einigen Vaporizern inhaliert werden. Dabei werden wenige Tropfen auf ein engmaschiges Metallsieb gegeben.

Praxistipps

- Zu Beginn einer Behandlung mit Cannabis sollten Sie mit kleinen Cannabis- beziehungsweise Dronabinol-Mengen anfangen und die Menge langsam (alle ein bis zwei Tage) erhöhen, bis die gewünschte Wirkung erzielt wird. Mehr zu diesem Thema finden Sie in dem Kapitel Dosierung und Dosisfindung.
- Wenn das ungeschützte Kraut im Backofen erhitzt wird, um das THC in die wirksame Form umzuwandeln, sollte die Temperatur nicht über 150 °C liegen, damit die Cannabinoide nicht verdampfen. Als Siedepunkt wurde für THC 157 °C ermittelt.
- Sie können die Wirksamkeit von Teezubereitungen durch eine vorherige Decarboxylierung optimieren. Nach einer Studie an der Universität Leiden, in der 1 g Cannabis zu 1 l kochendem Wasser hinzugefügt wurde und dann 15 Minuten zog, war die Ausbeute an decarboxyliertem THC schlecht. Unter Verwendung von Cannabisblüten mit einem THC-Gehalt von 19,7 % betrug die mittlere THC-Konzentration 10 mg/l und die der THC-Säure (THCA) 43 mg/l. Da beim Kochen von Wasser nur vergleichsweise geringe Temperaturen von 100 °C erzielt werden, wurde nur ein kleiner Teil von THCA in THC umgewandelt, sodass in dieser Studie nur etwa 5 Prozent des gesamten THC (10 mg von 197 mg) im Tee als phenolisches THC verfügbar waren.

- Cannabiskraut kann auch in zerlassenem Fett aufgelöst werden. So werden die Cannabinoide vor dem Verdampfen geschützt. Dazu kann man etwas Fett in der Pfanne erhitzen und dann Cannabis hinzugeben. Dabei sollten Fette mit einem hohen Siedepunkt verwendet werden, beispielsweise gehärtete Fette wie Palmin oder Biskin, die einen Siedepunkt von 260 bis 290 Grad aufweisen.
- Wenn man eine schnelle Wirkung erzielen und daher inhalieren möchte, so ist die Verwendung von Vaporizern dem Rauchen vorzuziehen. Die Qualität der Vaporizer variiert sehr stark. Ein wichtiges Qualitätskriterium ist die Fähigkeit, tatsächlich die angegebene Temperatur konstant zu halten. Durch den Luftstrom der bei der Inhalation entsteht, kühlt die Luft im Bereich des erhitzten Materials stark ab, sodass starke Temperaturschwankungen auftreten können. Nur wenige Vaporizer haben dieses Problem befriedigend gelöst.

Dosierung und Dosisfindung

Die Ansprechbarkeit auf die Wirkungen von THC ist von Mensch zu Mensch unterschiedlich. Zudem ist die Wirksamkeit von THC zu einem Teil von der Art der zu behandelnden Erkrankung abhängig. Daher ist zur Erzielung eines optimalen therapeutischen Nutzens die Ermittlung der individuell besten Dosierung wichtig. Dieses Kapitel enthält einige Erläuterungen zur Ermittlung der optimalen Dosis und weitergehende Informationen zur Handhabung von Cannabisprodukten.

Dosisfindung

Die Schwelle für die Auslösung psychischer Effekte liegt bei oraler Gabe meistens bei 0,2 bis 0,3 mg THC/kg Körpergewicht, also bei etwa 10 bis 15 mg THC für einen Erwachsenen. Wird Cannabis geraucht oder mit einem Vaporizer inhaliert, werden psychische Effekte meist schon bei 2 bis 3 Gramm THC wahrgenommen. Bei einigen Personen können diese Schwellen jedoch niedriger liegen, bei oraler Aufnahme eventuell bei nur 2,5 oder 5 mg.

Zur Vermeidung unerwünschter Nebeneffekte, wie zum Beispiel der psychischen Wirkung oder auch Auswirkungen auf das Herzkreislaufsystem, sollte am Anfang einer Behandlung mit THC eine geringe Menge eingenommen werden, die dann bis zur Erzielung der gewünschten Wirkung langsam gesteigert werden kann. Diese einschleichende Dosierung kann beispielsweise mit zweimal 2,5 mg THC pro Tag begonnen werden, eventuell auch nur mit einmal 2,5 mg THC pro Tag, und dann täglich oder alle zwei bis drei Tage um 2,5 mg pro Tag gesteigert werden. Bei der Behandlung von Kindern sollte eventuell mit noch niedrigeren Dosen begonnen und auch langsamer gesteigert werden. Die durchschnittliche Tagesdosis bei der medizinischen Verwendung von THC liegt bei etwa 10 bis 20 mg. Bei Bedarf ist eine Steigerung auf bis zu 50 mg am Tag und mehr möglich. Es gibt aber auch Menschen, die nicht mehr als 5 mg THC pro Tag vertragen. In diesem

Fall und besonders bei Kindern sollte mit kleineren Dosen, zum Beispiel zweimal 1 mg pro Tag, angefangen werden.

Für Sativex®empfiehlt der Hersteller folgendes Vorgehen: »Um die optimale Dosis zu erreichen, wird eine Titrationsphase benötigt. Die Anzahl und der Zeitpunkt der Sprühstöße sind von Patient zu Patient unterschiedlich. Die Anzahl der Sprühstöße sollte entsprechend des Schemas in der untenstehenden Tabelle jeden Tag erhöht werden. Die Nachmittags-/Abenddosierung sollte zu einem beliebigen Zeitpunkt zwischen 16 Uhr und der Bettruhe genommen werden. Wenn die Morgendosierung eingenommen wird, sollte sie zu einem beliebigen Zeitpunkt zwischen Aufwachen und Mittag genommen werden. Der Patient kann die Dosis schrittweise um einen Sprühstoß pro Tag erhöhen auf höchstens 12 Sprühstöße pro Tag, bis eine optimale Linderung der Symptome erreicht ist. Zwischen den Sprühstößen sollten Abstände von mindestens 15 Minuten liegen.« In der Tabelle der Fachinformation für Sativex®wird ein Schema präsentiert, nach dem an den ersten beiden Tagen abends ein Sprühstoß (2,7 mg THC und 2,5 mg CBD) und an den folgenden zwei Tagen abends zwei Sprühstöße eingenommen werden sollen. Dann soll die Dosis täglich im Wechsel morgens und abends jeweils um einen Sprühstoß gesteigert werden.

Ebenso wie die optimale THC-Menge muss die Häufigkeit der Einnahme individuell ermittelt werden. Einige Menschen bevorzugen eine zweimalige Einnahme, morgens und abends, während andere lieber mehrmals am Tag kleine Dosen oder nur eine einzige Dosis pro Tag zu sich nehmen. Steht die Linderung nächtlicher Beschwerden im Vordergrund, so wird von vielen Patienten eine einmalige Einnahme einer größeren Dosis vor dem Zubettgehen bevorzugt. Auch bei einer Akutbehandlung, wie zum Beispiel bei einem Migräneanfall, wird unter Inkaufnahme möglicher psychischer Wirkungen vorzugsweise einmalig eine größere Menge THC eingenommen.

Nicht immer führt eine Erhöhung der THC-Menge jedoch zu einer stärkeren Linderung der Beschwerden, und viele Betroffene berichten, dass sie mit vergleichsweise kleinen Dosen bessere Erfahrungen machen als mit höheren Dosen, die von anderen Patienten mit der gleichen Erkrankung eingenommen werden. Die Dosis und die Art der Dosierung hängen also von der Art der Erkrankung und der individuellen Ansprechbarkeit auf THC sowie von dessen Verträglichkeit ab. An verschiedenen Tagen können unterschiedliche Dosen genommen werden und die Dosierung an die Stärke der Symptome angepasst werden.

Dosierung von THC-Präparaten

Bei oraler Einnahme von THC-Präparaten beispielsweise in Form von Kapseln, Tropfen, Gebäck oder Getränken sollte man darauf achten, dass diese immer unter ähnlichen Bedingungen eingenommen werden. Grundsätzlich können THC-Präparate sowohl auf nüchternen Magen als auch nach dem Essen eingenommen werden. Eine Studie aus Großbritannien hat gezeigt, dass die gleichzeitige Einnahme von sehr viel Fett die Bioverfügbarkeit von CBD (Cannabidiol) um mehr als das Vierfache steigern kann. Dies wird auf die Fettlöslichkeit von CBD zurückgeführt. Auch für THC gibt es Hinweise, dass die gleichzeitige Einnahme von Fett die Bioverfügbarkeit verbessert, sodass mit einer geringeren Dosis die gleiche Wirkung erzielt werden kann.

Bei der Verwendung von pharmazeutischen THC-Präparaten in Tropfen beziehungsweise Kapselform wird die Dosisfindung und Dosierung durch die bekannte THC-Konzentration erleichtert.

Dosierung bei verschiedenen Erkrankungen

Erfahrungen mit der Anwendung von Cannabisprodukten zeigen, dass die erforderliche Dosis zum Teil auch von der Erkrankung abhängen kann. So wird eine Appetitsteigerung häufig bereits mit Tagesdosen von 5 bis 10 mg erzielt, während eine ausreichende Schmerzlinderung im Allgemeinen höhere Dosen verlangt. Weitere Beispiele für Erkrankungen, bei denen vergleichsweise niedrige Dosen von therapeutischem Nutzen sind, sind Hyperaktivitätssyndrome und Depressionen. Beispiele für Erkrankungen, die häufig hohe Dosen erfordern, sind Übelkeit und Erbrechen bei Krebschemotherapie sowie Spastik bei multipler Sklerose und Querschnittslähmung. Diese Angaben können jedoch nur ein erster Anhaltspunkt sein. Ein Beispiel soll die Variabilität der Wirkungen veranschaulichen. In einer Untersuchung aus dem Jahre 1971 rauchten elf gesunde Freiwillige 2 Gramm Cannabis mit einem THC-Gehalt von 0,9 Prozent, entsprechend 18 mg THC. Bei neun der elf Teilnehmer sank der Augeninnendruck um 16 bis 45 Prozent. Zwei reagierten nur wenig. Es gibt Glaukom-Patienten, die ihren Augeninnendruck mit sehr geringen THC-Dosen deutlich senken können, während andere hohe Dosen benötigen, die zu ausgeprägten psychischen Wirkungen führen.

Toleranzentwicklung

Bei der regelmäßigen Einnahme von THC können sowohl die Stärke oft auftretender Nebenwirkungen, wie Müdigkeit und Steigerung der Herzfrequenz, als auch die Intensität gewünschter medizinischer Wirkungen im Laufe der Therapie abnehmen. Dabei ist die Abnahme der THC-Wirkungen, die auch als Toleranzentwicklung bezeichnet wird, sehr unterschiedlich. Man spricht von Toleranz, wenn eine größere Menge THC benötigt wird, um eine bestimmte Wirkung zu erzielen, oder wenn eine Dosis, die normalerweise eine Wirkung erzielt, nicht mehr dazu ausreicht.

Die Stärke und die Geschwindigkeit der Toleranzentwicklung hängen von der täglichen Dosis ab. In einer Untersuchung aus den siebziger Jahren des letzten Jahrhunderts erhielten gesunde Freiwillige täglich 210 mg orales THC nach einem festen Dosierungsschema. Im Verlauf von drei Wochen nahmen die psychischen Wirkungen ab. Auch die geistige und psychomotorische Leistungsfähigkeit und die Wirkungen auf Herz und Kreislauf (Steigerung der Herzfrequenz, Veränderung des Blutdrucks) normalisierten sich.

Im therapeutischen Zusammenhang kann die Entwicklung einer Toleranz eine höhere Dosis zur Symptomlinderung erforderlich machen. Häufig nehmen die psychischen Wirkungen und die Effekte auf Herz und Kreislauf im Laufe der Therapie ab, während die therapeutisch erwünschten Wirkungen erhalten bleiben. An dieser Stelle soll auch erwähnt werden, dass viele Patienten davon berichten, im Laufe der Behandlung die benötigte Dosis reduziert zu haben. Dies beruhte häufig auf einer allgemeinen Besserung der Krankheitssymptomatik. Falls durch eine Dosiserhöhung die gewünschten Effekte nicht erzielt werden können oder nicht tolerierbare Nebenwirkungen auftreten, so ist eventuell eine Behandlungspause mit Wechsel auf ein anderes Medikament zu erwägen. Diese Einnahmepause sollte jedoch mindestens zwei bis drei Monate umfassen, da die Toleranz nach Absetzen des THC noch einige Wochen bis Monate bestehen bleiben kann.

Im Vergleich zu einigen anderen Medikamenten ist die Toleranzbildung bei THC relativ gering. Bei niedriger Dosierung sind für viele Effekte, wie zum Beispiel den appetitsteigernden Effekt, auch nach Monaten keine gravierenden Wirkungsabnahmen zu erwarten. Bei einer Umfrage der Arbeitsgemeinschaft Cannabis als Medizin zur Dosierung von THC-Präparaten zu therapeutischen Zwecken gaben 76,9 Prozent der befragten Personen an, ihre THC- beziehungsweise Cannabis-Dosis in den letzten drei Monaten vor der Befragung nicht verändert zu haben. 15,4 Prozent hatten die Dosis reduziert und nur 3,5 Prozent berichteten von einer Dosissteigerung.

Überdosierung

Gerade beim ungeübten Konsumenten kann es schnell zu einer versehentlichen Überdosierung kommen. Ein typisches Anzeichen einer zu hohen THC-Dosis ist das Auftreten von Ängsten, die sich bis zur Panik steigern können. Charakteristisch für eine starke Cannabisüberdosierung ist die Angst zu sterben. Tatsächlich sind jedoch akute Todesfälle aufgrund einer THC-Überdosis nicht beschrieben.

Falls Todesängste im Zusammenhang mit einer Überdosierung auftreten, kann es hilfreich sein, wenn man sich vor Augen führt, dass diese Angst unbegründet ist. Ansonsten sollte man vor allem Ruhe bewahren. Die Ängste und unangenehmen Gefühle verschwinden in der Regel mit Abklingen des Rausches. Dieser dauert nach oraler Einnahme meist nicht länger als 4 bis 6 Stunden. Hilfreich sind Nacken- oder Fußmassagen, die, auch wenn sie von Laien vorgenommen werden, durch Ablenkung und Entspannung die Angst reduzieren. Meistens reicht es auch, beruhigend auf den Betroffenen einzureden. Sollten die Ängste länger anhalten, ist es ratsam, einen Arzt hinzuzuziehen, der dann ein Beruhigungsmittel geben kann.

Praxistipps

- Planen Sie zu Beginn einer THC-Therapie für die Ermittlung der optimalen Dosis und Häufigkeit der Einnahme eine Probierphase von einigen Tagen bis zu wenigen Wochen ein. Denken Sie dabei daran, dass THC kein Wundermittel ist, aber in vielen Fällen eine Chance bietet.
- Falls Sie aufgrund starker Nebenwirkungen oder der Notwendigkeit einer hohen Dosierung wegen einer Toleranzentwicklung verunsichert sein sollten und keinen Ansprechpartner aus Ihrem persönlichen Umfeld haben, wenden Sie sich an die Arbeitsgemeinschaft Cannabis als Medizin.

Nebenwirkungen

Cannabis wirkt auf viele Organsysteme, sodass eine Vielzahl von Nebenwirkungen auftreten kann. Diese sind jedoch im Allgemeinen nicht gravierend, und Cannabis wird meistens sehr gut vertragen. Bisher ist noch kein Fall bekannt geworden, in dem ein Mensch durch eine Überdosis Cannabis gestorben ist. Allerdings könnten die Cannabiswirkungen auf Puls und Blutdruck bei Vorliegen von Herzkrankheiten schwerwiegende Folgen haben. Es ist ein besonderer Vorteil des THC gegenüber vielen anderen Medikamenten, dass es innere Organe wie Magen, Leber und Nieren auch in hohen Dosen nicht schädigt. Folgende Einschätzung zum Nebenwirkungspotenzial von Cannabis aus dem Bericht des Medizininstitutes der USA aus dem Jahre 1999 ist heute weitgehend akzeptiert: »Marihuana ist keine vollständig gutartige Substanz. Es ist eine starke Droge mit einer Vielzahl von Wirkungen. Allerdings bewegen sich die unerwünschten Wirkungen einer Marihuanaverwendung mit Ausnahme der Schäden, die mit dem Rauchen verbunden sind, innerhalb der Wirkungen, die bei anderen Medikamenten toleriert werden.« Dieses Kapitel stellt mögliche Nebenwirkungen einer medizinischen Verwendung von Cannabis und THC vor und gibt Hinweise, wie man sie vermeiden kann und wie man sich verhalten sollte, wenn Nebenwirkungen auftreten.

Akute Nebenwirkungen

Aufgrund des großen Wirkungsspektrums von Cannabis können einzelne akute Wirkungen gewünscht und die anderen als unerwünschte Nebenwirkungen wahrgenommen werden. So kann zum Beispiel die appetitsteigernde Wirkung bei Übelkeit und Abmagerung sehr hilfreich sein, während eine resultierende Gewichtszunahme in anderen Fällen eher unerwünscht ist. Die Unterscheidung zwischen Wirkung und Nebenwirkung hängt somit auch vom jeweils gewünschten therapeutischen Effekt ab.

Im Allgemeinen können die Cannabiswirkungen auf die Psyche und einige körperliche Wirkungen, darunter vor allem die Beeinflussung des Herzkreislaufsystems, als die wichtigsten akuten Nebenwirkungen angesehen werden.

Akute psychische Nebenwirkungen

Die wesentlichen psychischen Wirkungen betreffen die Wahrnehmung sowie die geistige und motorische Leistungsfähigkeit. In ihrer Gesamtheit sind sie verantwortlich für den durch Cannabis beziehungsweise THC hervorgerufenen Rauschzustand, der in der Regel als angenehmes und entspannendes Erlebnis beschrieben wird. Der Rauschzustand ist dabei von der Dosierung, von der individuellen Ansprechbarkeit auf Cannabis beziehungsweise THC und von der psychischen Verfassung des Konsumenten abhängig. Häufig ist der Cannabisrausch gekennzeichnet durch leichte Euphorie, gesteigertes Wohlbefinden, Veränderung der Zeitwahrnehmung mit Dehnung der Zeit, assoziatives Denken mit Störungen des Kurzzeitgedächtnisses und eine Intensivierung der Sinneswahrnehmung. Vor allem bei hohen Cannabis- beziehungsweise THC-Dosen können jedoch auch Angstzustände, die sich gelegentlich bis zur Panik steigern können, auftreten. Dem akuten Rauschzustand folgt häufig eine Ruhephase, die oft von Müdigkeit begleitet wird.

Zudem beeinträchtigen Cannabis und THC akut die Reaktionsfähigkeit, Aufmerksamkeit, Feinmotorik, Bewegungskoordination und das Gedächtnis. Durch die verminderte geistige und motorische Leistungsfähigkeit kann das Bedienen von Maschinen oder die Bewältigung komplexer Denkaufgaben eingeschränkt sein.

Akute körperliche Nebenwirkungen

Häufige akute körperliche Nebenwirkungen des Cannabiskonsums sind eine Abnahme der Speichelproduktion mit trockenem Mund und Rachen, Abnahme des Tränenflusses, Rötung der Augen, Steigerung der Herzfrequenz und eine Veränderung des Blutdruckes. Dabei kann der Blutdruck im Liegen etwas ansteigen und im Stehen abfallen, wodurch beim Aufstehen ein Schwindelgefühl verursacht werden kann. Gegen die Wirkungen auf das Herzkreislaufsystem entwickelt sich jedoch häufig innerhalb weniger Tage eine Toleranz, die bei regelmäßiger Einnahme sogar zu einer Verlangsamung der Herzfrequenz führen kann. Selten treten Kopfschmerzen sowie Übelkeit und Erbrechen auf. Die meisten dieser körperlichen Nebenwirkungen sind bei den üblicherweise zu therapeutischen Zwecken verwendeten

Cannabis- respektive THC-Dosen nur sehr schwach, werden oft nicht als störend wahrgenommen und sind in der Regel nicht gefährlich. Anders ist dies allerdings bei Vorliegen einer Herzerkrankung. In diesem Fall können die Zunahme der Herzfrequenz und die Veränderung des Blutdrucks gesundheitliche Folgen haben, sodass die Verwendung von Cannabisprodukten in diesem Fall mit besonderer Vorsicht erfolgen sollte.

Langzeitnebenwirkungen

Langzeitnebenwirkungen sind Wirkungen oder Konsequenzen des Cannabiskonsums, die über die akute Rausch- beziehungsweise Wirkphase hinaus anhalten können. Sie gewinnen an Bedeutung bei langzeitigem und regelmäßigem Cannabisgebrauch. Langzeitnebenwirkungen, die direkt durch die Wirkstoffe des Cannabis hervorgerufen werden können, betreffen vor allem die Psyche und das Denken sowie das Immun- und das Hormonsystem. Dabei sind die Wirkungen auf das Immunsystem und die Hormone sehr gering. Als weitere Nebenwirkungen können eine mögliche Schädigung der Atemwege durch das Rauchen von Cannabis oder auch Konsequenzen der Illegalität von natürlichen Cannabisprodukten angesehen werden.

Einfluss auf Psyche und Denken

Viele Erkenntnisse zum langzeitigen Einfluss von Cannabis beziehungsweise THC auf die Psyche und das Denken sind heute noch nicht eindeutig belegt und umstritten. Allerdings gibt es deutliche Hinweise darauf, dass Cannabis eine Schizophrenie beziehungsweise eine schizophrene Psychose bei entsprechend veranlagten Personen auslösen kann. Dabei wurde beobachtet, dass an Schizophrenie erkrankte Personen häufig Cannabis konsumieren und Cannabis selbst vermutlich die Häufigkeit der Erkrankung auch leicht erhöhen kann. Diese Schizophrenie fördernde Wirkung wurde bei jugendlichen Cannabiskonsumenten entdeckt, scheint jedoch für Erwachsene nicht zuzutreffen. Da Cannabisprodukte den Verlauf der Schizophrenie und schizophrener Psychosen verschlechtern können, sollten sie in diesem Fall nicht verwendet werden.

Außerdem werden bei regelmäßigem Cannabiskonsum vermehrt Depressionen, Angstzustände, Motivationsverlust und Rückzugsverhalten beobachtet. Bis heute ist jedoch umstritten, ob und in welchem Umfang diese psychischen Probleme eine Folge des Cannabiskonsums sind oder ob der Cannabiskonsum nicht vielmehr ein Begleitsymptom dieser Probleme ist beziehungsweise einen Problemlösungsversuch darstellt.

Neben diesen möglichen psychischen Langzeitnebenwirkungen gibt es vermehrt Hinweise darauf, dass regelmäßiger und starker Cannabiskonsum das Gedächtnis, die Aufmerksamkeit und die Fähigkeit der Lösung komplexer Aufgaben beeinträchtigen kann. Dabei soll Cannabis jedoch vor allem bei Erwachsenen keine gravierenden Schäden verursachen. Zudem konnte in mehreren Studien gezeigt werden, dass die geistige Leistungsfähigkeit nach Beendigung des Cannabiskonsums meist nach einigen Wochen wieder vollständig hergestellt ist. Bei Kindern und Jugendlichen gibt es jedoch Hinweise darauf, dass der Konsum von Cannabis zu einer schlechten psychosozialen Anpassungsfähigkeit und Beeinträchtigung des Kurzzeitgedächtnisses und der Konzentrationsfähigkeit beitragen kann. Es wird nicht ausgeschlossen, dass Cannabis die geistige, psychische und emotionale Entwicklung von Heranwachsenden negativ beeinflussen kann.

Allerdings ist die Verwendung von medizinischen Cannabisprodukten auch bei schweren Erkrankungen von Kindern und Jugendlichen gerechtfertigt. Dazu zählen beispielsweise Epilepsien, Muskelkrämpfe aufgrund verschiedener Ursachen sowie eine ausgeprägte Hyperaktivität. Dabei sollten Dosierungen verwendet werden, die noch keine psychischen Wirkungen verursachen.

Abhängigkeit

Cannabis und Dronabinol (THC) besitzen ein Suchtpotenzial, aber selbst bei der Verwendung von Cannabis als Rauschmittel bekommt nur ein Bruchteil der Konsumenten ernsthafte Probleme damit. In einer deutschen Studie mit 1458 Cannabiskonsumenten beziehungsweise ehemaligen Konsumenten waren je nach Konsummuster und -intensität zwei bis zehn Prozent der aktuellen alleinigen Cannabiskonsumenten als substanzabhängig anzusehen. Die Länge des Konsums spielte dabei keine Rolle für die Wahrscheinlichkeit der Beendigung des Konsums, ein Hinweis darauf, dass das Risiko einer Abhängigkeit nicht mit der Konsumdauer verknüpft war. Vor allem Personen, die bereits im Jugendalter regelmäßig Cannabis konsumieren, weisen ein erhöhtes Risiko für die Entwicklung einer Abhängigkeit auf.

Es ist unklar, ob sich das Abhängigkeitsrisiko von regelmäßigen Freizeitkonsumenten auf Patienten, die THC beziehungsweise Cannabis aus therapeutischen Gründen nehmen, übertragen lässt. Studien mit Dronabinol fanden wenige

Hinweise auf die Entstehung einer Abhängigkeit. Auch wenn die Risiken für eine Abhängigkeit so hoch wären wie bei chronischen Freizeitkonsumenten, ist eine therapeutische Verwendung bei der Linderung schwerwiegender Symptome chronischer Erkrankungen ohne Zweifel gerechtfertigt.

Nach dem Absetzen von THC beziehungsweise Cannabis können sogenannte Rebound-Effekte auftreten. Als Rebound-Effekt bezeichnet man in der Medizin eine Verstärkung der Symptome beim Absetzen eines Medikaments. So kann zum Beispiel nach dem Absetzen von THC beziehungsweise Cannabis eine zuvor erfolgreich bekämpfte Spastik vorübergehend zunehmen. Rebound-Effekte klingen jedoch nach kurzer Zeit wieder ab. Sie beruhen auf einer Toleranzentwicklung. Neben den Rebound-Effekten können nach Langzeitkonsum bei plötzlichem Absetzen der Cannabiseinnahme für einige Tage Entzugserscheinungen auftreten. Typische Entzugssymptome sind dabei Schlafstörungen, vermehrtes Träumen, innere Unruhe, Appetitlosigkeit und vermehrtes Schwitzen. Entzugserscheinungen beginnen im Allgemeinen nach 12 bis 24 Stunden, erreichen nach 3 bis 5 Tagen ihr Maximum und klingen dann langsam ab. Meistens sind sie nach zwei Wochen verschwunden. Gelegentlich können einzelne Entzugssymptome, wie beispielsweise Schlafstörungen, jedoch auch länger andauern.

Nach einer Studie aus den USA sind die Entzugssymptome nach regelmäßigem starkem Cannabiskonsum etwa so stark wie nach der Beendigung eines Nikotinkonsums.

Immunsystem

In vielen tier- und zellexperimentellen Studien konnte gezeigt werden, dass Cannabis beziehungsweise THC die Funktionen des Immunsystems vielfältig beeinflusst. Beim Menschen wurden jedoch widersprüchliche Ergebnisse hinsichtlich der Beeinflussung der Immunantwort gefunden. Die Weltgesundheitsorganisation fasste im Jahre 1997 die Einflüsse der Wirkstoffe der Cannabispflanze auf das Immunsystem in folgender Weise zusammen: »Viele dieser Effekte erscheinen als relativ klein, als völlig reversibel nach Entfernung der Cannabinoide, und entstanden nur nach Konzentrationen und Dosen, die höher sind als für eine Psychoaktivität erforderlich.«

Besonderes Interesse gilt in diesem Zusammenhang der Beeinträchtigung der Immunabwehr von Erregern, wie zum Beispiel Bakterien oder Viren, da eine immununterdrückende Wirkung von THC gravierende Auswirkungen auf den

Verlauf einer HIV-Infektion beziehungsweise der Aids-Erkrankung oder anderer Infektionen haben könnte. Beim Menschen konnte jedoch selbst bei starkem Cannabiskonsum bis heute kein relevanter Zusammenhang zwischen dem Verlauf einer Aidserkrankung und dem Konsum von Cannabis nachgewiesen werden. In den USA ist das Dronabinol-Fertigprodukt Marinol® sogar für die Behandlung von Appetitlosigkeit bei Abmagerung im Zusammenhang mit einer Aids-Erkrankung zugelassen. Dies wäre nicht der Fall, wenn der Cannabiswirkstoff THC die eigentliche Aids-Erkrankung bedeutend negativ beeinflussen würde.

Allerdings ist nicht auszuschließen, dass bei besonders stark aktiviertem Immunsystem wie zum Beispiel im Rahmen einer chronischen Entzündung die immununterdrückende Wirkung von Cannabisprodukten erhöht sein und somit therapeutisch genutzt werden kann.

Hormonsystem

Eine Vielzahl von Untersuchungen belegt eine Beeinflussung des Hormonhaushaltes, sowohl der Sexual- als auch anderer Hormone, und einen Einfluss auf den Zuckerhaushalt. Die Wirkungen sind jedoch in der Regel sehr gering und außerdem entwickelt sich meist schnell eine Toleranz gegen die Veränderungen des Hormonhaushaltes, sodass gewohnheitsmäßige Cannabiskonsumenten meistens einen normalen Hormonspiegel aufweisen.

Bei akutem THC-Konsum wurden bei Frauen vorübergehende geringfügige Veränderungen der Ausschüttung einiger geschlechtsspezifischer Hormone gefunden. Am Anfang einer Cannabistherapie kann es zudem zu einer Verkürzung des Menstruationszyklus kommen, der sich jedoch nach einiger Zeit wieder normalisieren wird.

Bei Männern wurden nach akuter THC-Einnahme keine Veränderungen der Sexualhormonausschüttung ermittelt. Allerdings wurde nach hohen THC-Dosen in Tierversuchen eine leichte Zunahme veränderter Spermien gefunden. Beim Menschen konnte in diesem Fall jedoch ausschließlich eine leichte Verminderung der Spermienzahl festgestellt werden.

Es gibt viele Hinweise, dass die Fruchtbarkeit sowohl bei der Frau als auch beim Mann durch Cannabis beziehungsweise THC nicht beeinträchtigt wird. In einer indischen Studie wurden beispielsweise 150 verheiratete männliche Cannabiskonsumenten mit einer gleich großen Zahl an Opium- und Nichtkonsumenten verglichen. 1 Prozent der Nichtkonsumenten war kinderlos und auch in der Gruppe der Cannabiskonsumenten betrug die Kinderlosigkeit nur 2 Prozent, während 10 Prozent der Opiumkonsumenten kinderlos waren. Eine Untersuchung zur Fruchtbarkeit von Frauen mit 2817 Teilnehmerinnen zeigte, dass regelmäßige Cannabiskonsumentinnen am schnellsten schwanger wurden. Die Zeit zwischen dem Kinderwunsch bis zur Empfängnis betrug bei den Cannabiskonsumentinnen im Durchschnitt nur 3,7 Monate, während drogenfreie Frauen im Durchschnitt erst nach 4,3 Monaten und Tabakraucherinnen nach 5,1 Monaten schwanger wurden.

Cannabiseinnahme während der Schwangerschaft

Es gibt viele Hinweise, dass der Konsum von Cannabis den Verlauf von Schwangerschaften nur geringfügig beeinflusst. So konnte gezeigt werden, dass starker und regelmäßiger Cannabiskonsum zu einer Verkürzung der Schwangerschaftsdauer um etwa eine Woche führen kann. Außerdem wurde in einigen Untersuchungen ein etwas geringeres Geburtsgewicht bei Kindern festgestellt, deren Mütter während der Schwangerschaft Cannabisprodukte verwendet haben. Bei einem normalen Schwangerschaftsverlauf stellen diese beiden Aspekte jedoch keine relevante Gefahr für das Kind dar. Auch konnte kein Zusammenhang zwischen vorgeburtlichem Cannabiskonsum und Missbildungen beim ungeborenen Kind festgestellt werden.

Allerdings werden heute geringfügige Entwicklungsstörungen des Gehirns mit Beeinträchtigung von Denkfunktionen, die sich meist erst nach dem dritten Lebensjahr bemerkbar machen, vermehrt mit einem Cannabiskonsum während der Schwangerschaft in Zusammenhang gebracht. Zur genauen Beurteilung dieser – wenn auch geringen – Einflüsse auf die Entwicklung des kindlichen Gehirns sind jedoch weitere Untersuchungen notwendig.

Im Allgemeinen sind die möglichen Schäden durch den Konsum von Cannabis während der Schwangerschaft sicherlich wesentlich geringer als mögliche Schäden durch Alkohol- und Tabakkonsum. Trotzdem sollte, solange keine eindeutigen Ergebnisse vorliegen, zum Schutz des ungeborenen Kindes der Cannabiskonsum während der Schwangerschaft möglichst eingestellt werden. Beim Vorliegen schwerer Erkrankungen sind Cannabis beziehungsweise THC jedoch möglicherweise im Vergleich mit anderen Medikamenten Substanzen mit einem geringen Schädigungspotenzial.

Risiken des Rauchens

Die Risiken, die mit dem Rauchen von Cannabiszigaretten verbunden sind, betreffen nicht die medizinisch wirksamen Inhaltstoffe von Cannabis, sondern sind ausschließlich in der Art und Weise der Einnahme begründet. Auch wenn sie somit eher sekundärer Natur sind, nehmen sie einen großen Stellenwert als schädliche Nebenwirkungen ein. Durch die Verbrennung von Pflanzenmaterial wie Cannabis und Tabak entstehen Verbrennungsprodukte, die bei Inhalation zur Reizung und Schädigung der Atemwege führen können. Die genauen Auswirkungen der Inhalation von Cannabisrauch sind bis heute nicht bekannt. Es gibt jedoch deutliche Hinweise, dass das Rauchen von Cannabis zu der Entwicklung eines chronischen Hustens führen kann. Das Rauchen von Cannabis erhöht jedoch möglicherweise nicht das Krebsrisiko. Das legt zumindest die größte, bisher zu diesem Thema durchgeführte Studie aus den USA nahe. Dies könnte damit zusammenhängen, dass THC krebshemmende Eigenschaften besitzt.

Praxistipps

- Generell sollte zur Vermeidung unerwünschter Wirkungen eine genaue, d.h. minimal notwendige Dosis an Cannabis beziehungsweise THC zur Behandlung der Beschwerden eingenommen werden.
- Sollte es einmal passieren, dass Sie einen ungewollten Rauschzustand wahrnehmen, den Sie möglicherweise als unangenehm empfinden oder der sogar mit Ängsten verbunden ist, so sollten Sie versuchen, sich zu beruhigen und zu entspannen. Der Rausch ist gesundheitlich nicht gefährlich und vergeht nach wenigen Stunden.
- Bei Vorliegen einer Herzerkrankung sollte mit sehr geringen THC-Dosen begonnen werden, die nur langsam gesteigert werden sollten. Sobald negative Wirkungen auf das Herzkreislaufsystem wahrgenommen werden, sollte die Dosis nicht weiter erhöht werden. Bei oraler Aufnahme treten in therapeutischen Dosen meistens keine relevanten Wirkungen auf Herz und Kreislauf ein.
- Die Risiken des Rauchens können Sie durch die Verwendung sogenannter Vaporizer oder durch eine orale Aufnahme von Cannabisprodukten verringern beziehungsweise vermeiden.

Viele Patienten wechseln zu Cannabisprodukten, nicht weil die bisherigen Medikamente nicht ausreichend wirken, sondern weil diese Mittel Nebenwirkungen verursachen. Beispielsweise rufen viele Schmerzmittel Magenbeschwerden oder Schäden an Leber und Nieren hervor. Cannabis und THC sind jedoch auch bei langer Anwendung gut verträglich.

Wechselwirkungen mit anderen Medikamenten

Cannabisprodukte wurden in den vergangenen Jahrzehnten von Millionen von Menschen, die eine Vielzahl unterschiedlicher Medikamente eingenommen haben oder einnehmen, verwendet, ohne dass bisher starke unerwünschte Wechselwirkungen bekannt geworden sind. Cannabis und THC können die Wirkung einiger Medikamente verstärken, während die Wirkung anderer Medikamente herabgesetzt werden kann. Dieses Kapitel befasst sich vor allem mit sinnvollen und wenig sinnvollen Kombinationen von Cannabisprodukten mit anderen Medikamenten.

Wichtige Wechselwirkungen

Für eine Vielzahl der Wechselwirkungen von Cannabisprodukten mit anderen Medikamenten sind die Gründe für die gegenseitige Beeinflussung der Wirkungen bekannt. Häufig beruhen die Wechselwirkungen darauf, dass die therapeutisch angewendeten Substanzen die gleichen Angriffspunkte im Körper aufweisen beziehungsweise einen ähnlichen Wirkmechanismus besitzen. Außerdem können sie ihre Wirkungen gegenseitig beeinflussen, wenn sie auf ähnlichem Wege im Körper abgebaut werden.

So können Cannabis und THC einige Wirkungen von Medikamenten verstärken oder auch vermindern. Umgekehrt können auch einige Medikamente bestimmte Wirkungen von Cannabisprodukten verstärken oder vermindern. Es ist zudem möglich, dass nur bestimmte Wirkungen zunehmen und andere reduziert werden. Bei sinnvollen Kombinationen addieren sich die gewünschten Wirkungen, während die unerwünschten Nebenwirkungen abnehmen.

So konnte beispielsweise gezeigt werden, dass die Einnahme von THC zusammen mit einem anderen brechreizhemmenden Medikament (Prochlorperazin®) bei Patienten unter einer Krebschemotherapie Erbrechen und Übelkeit stärker verminderte als jedes der beiden Medikamente allein. Darüber hinaus reduzierte

Prochlorperazin® gleichzeitig die psychischen Wirkungen von THC. Auch Opiate (Morphium) können gut in Kombination mit Cannabis verwendet werden, da sich ihre schmerzlindernden Wirkungen ergänzen und Cannabis beziehungsweise THC außerdem die Übelkeit, die manchmal durch Opiate hervorgerufen wird, vermindert. Häufig können dabei die benötigten Opiatdosen herabgesetzt werden. Gelegentlich führt eine Kombination mit Cannabisprodukten auch dazu, dass eine höhere Morphiumdosis vertragen wird, sodass überhaupt erst eine wirksame Dosis, die die Schmerzen ausreichend lindert, verabreicht werden kann.

Weitere Medikamente, die in der Regel gut zusammen mit Cannabisprodukten eingenommen werden können, sind muskelentspannende Medikamente, Asthmamittel sowie Mittel zur Senkung eines erhöhten Augeninnendrucks. Zur besseren Übersicht sind die wichtigsten, heute bekannten Wechselwirkungen in der unten stehenden Auflistung noch einmal aufgeführt. Ebenfalls findet sich dort eine Liste von Medikamenten, deren Kombination mit Cannabisprodukten nicht sinnvoll ist.

Übersicht über die wichtigsten Wechselwirkungen

- **Antidepressiva:** THC kann die beruhigende Wirkung von trizyklischen Antidepressiva wie Amitryptilin® verstärken. Außerdem kann die gleichzeitige Einnahme zu einer Verstärkung der herzfrequenzsteigernden Wirkung führen. Auch kann THC die antidepressive Wirkung der sogenannten selektiven Serotonin-Wiederaufnahmehemmer wie etwa Fluoxetin® verstärken.
- **Benzodiazepine:** THC kann die antiepileptischen Wirkungen von Benzodiazepinen verstärken.
- **Betablocker:** Betablocker können die durch THC hervorgerufene Herzfrequenzsteigerung reduzieren.
- **Brechreizhemmende Medikamente (Phenothiazine):** Die brechreizhemmende Wirkung von THC und Phenothiazinen, wie zum Beispiel Prochlorperazin®, verstärken sich gegenseitig. Dabei vermindern diese die psychischen Wirkungen von THC.
- **Brechreizhemmende Medikamente (Serotonin-Antagonisten):** Zur Hemmung des Brechreizes bei einer Krebschemotherapie werden heute vor allem Serotonin-Antagonisten eingesetzt. Auch diese Mittel können gut mit diversen Cannabisprodukten kombiniert werden, da sich ihre therapeutischen Wirkungen gegenseitig verstärken.

- **Glaukom-Medikamente**: Die augeninnendrucksenkenden Wirkungen von Cannabis und verschiedenen Glaukom-Medikamenten können sich gegenseitig verstärken.
- **Insulin:** Beim Menschen wurden in experimentellen Studien keine relevanten Auswirkungen von THC auf den Zuckerstoffwechsel beobachtet. In Tierversuchen mit Ratten führten hohe THC-Dosen zu einer Erhöhung des Blutzuckerspiegels. Einige Cannabiskonsumenten geben an, ihre Insulindosis durch die Einnahme von Cannabis reduziert zu haben. Im Allgemeinen darf jedoch davon ausgegangen werden, dass von Menschen üblicherweise verwendete Cannabisdosen keinen merklichen Einfluss auf den Blutzuckerspiegel und die bei Diabetes mellitus (Zuckerkrankheit) eingenommenen Medikamente haben.
- **Opiate:** THC und Opiate können sich gegenseitig in ihrer schmerzlindernden Wirkung verstärken. Dabei kann THC einer durch die Einnahme von Opiaten hervorgerufenen Übelkeit entgegenwirken.
- **Schlafmittel:** THC kann die müde und schläfrig machenden Wirkungen von Schlafmitteln verstärken.
- **Theophyllin:** THC beschleunigt den Abbau von Theophyllin, das zur Behandlung von Asthma Verwendung findet. Daher sind möglicherweise höhere Dosen von Theophyllin bei gleichzeitiger Einnahme von Cannabisprodukten erforderlich.

Ungünstige Kombinationen mit Cannabisprodukten

- **Alkohol:** THC und Alkohol verstärken sich gegenseitig hinsichtlich einiger Wirkungen. Beide können sedierend, d.h. beruhigend und schlaffördernd, wirken und sie können eine Anzahl weiterer Fähigkeiten beeinträchtigen, die für die sichere Teilnahme am Straßenverkehr von Bedeutung sind, darunter eine Verminderung der Reaktionsfähigkeit und eine Reduzierung der Aufmerksamkeit.
- **Cortison:** Die entzündungshemmenden Wirkungen von THC und Cortison schwächen sich gegenseitig ab.
- **Herzfrequenzsteigernde Substanzen:** Die herzfrequenzsteigernde Wirkung von THC und Substanzen wie Amphetaminen, Adrenalin, Kokain und Atropin können sich ergänzen und bei entsprechend hohen Dosen unangenehm werden. Bei Vorliegen einer Herzerkrankung kann dies sogar schwerwiegende Folgen haben.

Praxistipps

- Falls Sie Cannabisprodukte in Kombination mit Opiaten (zum Beispiel Morphium), die Sie schon über einen längeren Zeitraum benutzen, verwenden möchten, sollten Sie zunächst Ihre gewohnte Medikation beibehalten und langsam und einschleichend mit der Cannabiseinnahme beginnen. Die Ansprechbarkeit von Cannabis und THC variiert bei verschiedenen Schmerzpatienten sehr stark, sodass vor Beginn der Therapie nicht bekannt ist, ob Cannabisprodukte einen relevanten Beitrag leisten können oder nicht.
  Bei einer Verbesserung der Symptome durch die gleichzeitige Cannabisverwendung können Sie versuchen, die Opiatdosis langsam zu reduzieren. Es gibt eine Anzahl von Patienten, die ihre Opiate im Verlauf von einigen Monaten vollständig absetzen konnten, während andere nur einen geringen Effekt verspürten. In ähnlicher Weise kann mit Medikamenten zur Muskelentspannung bei multipler Sklerose oder Querschnittslähmung verfahren werden. Oft treten Entzugssymptome beim Absetzen von Opiaten und Benzodiazepinen auf, die durch Cannabis nur teilweise gelindert werden können.
- Kreislaufveränderungen im Zusammenhang mit der Einnahme von Cannabis können sich als Schwindelgefühl oder als ein rasender Puls bemerkbar machen. Werden Cannabisprodukte zusammen mit anderen Medikamenten eingenommen, die ebenfalls auf den Kreislauf wirken können, so sollte eine vorsichtige, einschleichende Dosierung erfolgen. Falls keine Herzerkrankung vorliegt, ist die Herzfrequenzsteigerung zwar nicht gefährlich, aber man sollte doch vermeiden, seinen Kreislauf unnötig zu belasten. Geringe THC-Dosen verursachen meistens keine messbare Veränderung des Pulses, aber auch bei diesem Effekt ist die Ansprechbarkeit sehr variabel.
- Bei der gemeinsamen Verwendung von Cannabis mit anderen Medikamenten und Drogen, die psychische Wirkungen hervorrufen, sollte bedacht werden, dass dadurch die Fähigkeit zur Bedienung von Maschinen und Fahrzeugen beeinträchtigt sein kann. Die gleichzeitige Aufnahme von THC und Alkohol verringert die Fähigkeit zur Bedienung von Maschinen und Fahrzeugen deutlich stärker als die Aufnahme nur einer der beiden Substanzen.

Cannabis, Fahrtüchtigkeit und Fahreignung

Nach dem Straßenverkehrsgesetz schließen sich die Verwendung illegaler Drogen und die Teilnahme am Straßenverkehr aus (§ 24 Straßenverkehrsgesetz). Das ist auch der Anlage 4 der Fahrerlaubnisverordnung (FeV) zu entnehmen.

Medizinische Verwendung von Cannabismedikamenten

Anders sieht die Rechtslage aus, wenn man ein Betäubungsmittel als Patient im Zusammenhang mit einer entsprechenden Erkrankung einnehmen muss, also aus medizinischen Gründen. Hier ist die Teilnahme am Straßenverkehr grundsätzlich zulässig.

So heißt es im § 24 a Satz 2 des Straßenverkehrsgesetzes: »Ordnungswidrig handelt, wer unter der Wirkung eines in der Anlage zu dieser Vorschrift genannten berauschenden Mittels im Straßenverkehr ein Kraftfahrzeug führt. Eine solche Wirkung liegt vor, wenn eine in dieser Anlage genannte Substanz im Blut nachgewiesen wird. Satz 1 gilt nicht, wenn die Substanz aus der bestimmungsgemäßen Einnahme eines für einen konkreten Krankheitsfall verschriebenen Arzneimittels herrührt.«

Dies wurde von der Bundesregierung durch die Drucksache 18/11701 eindeutig als Antwort auf eine Anfrage der Opposition bestätigt und klargestellt, dass Cannabispatienten keine Sanktionierung droht, wenn Cannabis aus der bestimmungsgemäßen Einnahme eines für einen konkreten Krankheitsfall verschriebenen Arzneimittels herrührt.

Analog unterscheidet auch die Fahrerlaubnisverordnung zwischen der illegalen Verwendung von Drogen und der Einnahme von Arzneimitteln. So heißt es in einem Merkblatt des Bundesverkehrsministeriums aus dem Jahr 2015, das im Jahr 2019 auf den neuesten Stand gebracht werden soll:

»Während der illegale Konsum von Betäubungsmitteln (außer Cannabis) die Fahreignung nach Anlage 4 Nr. 9.1 FeV ausschließt, führt die Einnahme von Medikamenten nur dann zum Ausschluss der Fahreignung, wenn es zu einer Beeinträchtigung des Leistungsvermögens unter das erforderliche Maß kommt (Anlage 4 Nr. 9.6.2 FeV)«. Voraussetzung ist dafür allerdings, dass der Patient sich in einem stabilen, gut eingestellten Zustand befindet und die Einnahme des betreffenden Betäubungsmittels seinen Allgemeinzustand nicht wesentlich negativ beeinflusst – und dass sich der Patient vor Fahrtantritt kritisch hinterfragt. Es ist ebenfalls wichtig, dass sich der betroffene Patient an die schriftliche Dosierungsanleitung hält. Sollte sich der Cannabisbedarf im Verlaufe der Therapie verändern, so muss auch die Dosierungsanleitung entsprechend angepasst werden. So ist dem Autor ein Fall bekannt, nachdem ein Patient weniger Cannabis verwendet hat als in der Dosierungsanleitung vorgeschrieben war und dann Probleme mit der Führerscheinstelle bekam.

In der Eindosierungsphase, zu Beginn der Therapie, sollte die Teilnahme am Straßenverkehr vermieden werden, also wenn der Patient sich in der Phase der Titrierung befindet und die wirksame Dosis ermittelt wird. Bei der Behandlung mit Stoffen wie Opiaten wird empfohlen, ein bis zwei Wochen der Behandlung abzuwarten. Ähnliches gilt für Medikamente auf Cannabisbasis. Ist eine Teilnahme am Straßenverkehr durchgängig notwendig, dann kann mit dem Arzt besprochen werden, ob die Dosisfindung nur in den Abendstunden stattfindet, sodass am Folgetag keine fahrrelevanten Leistungseinbußen mehr eintreten.

Besondere Anforderungen gelten für Patienten unter einer Cannabistherapie, wenn sie einen Lkw, einen Bus oder andere Beförderungsmittel für andere Personen fahren oder beantragen wollen. Hier muss nach der Fallerlaubnisverordnung eine Begutachtung vorgenommen werden, um an eine Fahrerlaubnis zu gelangen.

Für das Jahr 2019 plant das Bundesverkehrsministerium die Herausgabe eines Merkblatts für Führerscheinstellen sowie die zuständigen Fachgesellschaften von Leitlinien für MPU-Stellen zum Umgang mit Verkehrsteilnehmern, die Medikamente auf Cannabisbasis oder andere Betäubungsmittel einnehmen. Auf diese Weise soll ein bundesweit einheitlicher Umgang mit der Thematik sichergestellt werden.

Überprüfung der Fahreignung bei medizinischer Verwendung

Es stellen sich – wie grundsätzlich bei jeder Dauermedikation – bei der Begutachtung der Fahreignung unterschiedliche Fragen hinsichtlich der Auswirkungen der langfristigen Einnahme von oft hohen Dosen eines psychoaktiv wirksamen Medikaments. Dies betrifft in erster Linie die mögliche Beeinträchtigung der Leistungsfähigkeit, die Frage der verlässlichen Mitwirkung bei der Behandlung (Compliance und Adhärenz) sowie die Frage, ob der Patient in der Lage ist, Zustände von Fahrunsicherheit zu erkennen und verantwortlich damit umzugehen. Zu beachten sind zudem Kompensationsmöglichkeiten, die Fähigkeit zur Risikoeinschätzung und auch die Gefahr einer missbräuchlichen Einnahme. Die Aspekte der Risikowahrnehmung und des Missbrauchs können nur in einer MPU abgeklärt werden, da es sich um psychologische Fragestellungen handelt.

Bei der Begutachtung wird, sofern sich keine weiteren Bedenken aus der Vorgeschichte ableiten lassen, zunächst von der Annahme einer medizinisch indizierten und vom Patienten sorgfältig und verantwortlich durchgeführte Cannabistherapie ausgegangen.

Zu prüfende Grundhypothese:

Der Klient nimmt Cannabismedikamente oder -blüten zuverlässig nach der ärztlichen Verordnung ein. Es sind keine dauerhaften Auswirkungen auf die Leistungsfähigkeit festzustellen und die Grunderkrankung bzw. die vorliegende Symptomatik weisen keine verkehrsmedizinisch relevante Ausprägung auf, die eine sichere Verkehrsteilnahme beeinträchtigen. Es ist nicht zu erwarten, dass der Klient in Situationen, in denen seine Fahrsicherheit durch Auswirkungen der Erkrankung oder der Medikation beeinträchtigt ist, am Straßenverkehr teilnehmen wird.

Ärztliches Gutachten oder MPU (Medizinisch-Psychologische Untersuchung)

Die Entscheidung, ob ein ärztliches Gutachten oder ein medizinisch-psychologisches Gutachten anzuordnen ist, obliegt der Fahrerlaubnisbehörde. Sie legt durch ihre Fragestellungen auch fest, welche Fragen zu klären sind. Die unterschiedlichen Begutachtungsformen können unterschiedliche Fragestellungen bearbeiten.

In einem ärztlichen Gutachten ist in der Regel zu klären, ob die zugrundeliegende Erkrankung verkehrsrelevant ist und ggf. erfolgreich behandelt wird. Ist die Grunderkrankung nicht Teil der Fragestellung, kann es evtl. erforderlich sein, auf die Eignungsrelevanz der Grunderkrankung hinzuweisen, ohne die abschließende Befunderhebung und Begutachtung machen zu können (Anlassbezug).

Abzuklären sind auch Fragen des Medikamentenmissbrauchs bzw. des Beigebrauchs anderer psychoaktiver Substanzen.

Auswirkungen auf das Leistungsvermögen stellen eine zentrale Frage dar, die unter Einbeziehung einer standardisierten, verkehrspsychologischen Testung zu überprüfen sind. Eine MPU ist zur Klärung der Auswirkungen des chronischen Konsums auf das Leistungsvermögen angezeigt, wenn eine konsiliarische verkehrspsychologische Abklärung der psychischen Leistungsfähigkeit nicht bereits im Zusammenhang mit dem ärztlichen Gutachten erfolgt ist.

Eine MPU ist immer auch dann erforderlich, wenn die Eignung nach den Befunden des ärztlichen Gutachtens zwar nicht ausgeschlossen werden konnte, jedoch Zweifel an der Adhärenz und der Fähigkeit oder Bereitschaft zum verantwortlichen Umgang mit negativen Auswirkungen der Medikation und/oder der Grundsymptomatik vorliegen. Solche Zweifel können sich zudem durch Auffälligkeiten in der Vorgeschichte ergeben. Zusätzliche Zweifel ergeben sich auch bei den oben genannten Hinweisen. Adhärenz bedeutet die Fähigkeit, sich an die Anordnungen des Arztes zu halten.

Lag ein aktenkundiger, ursprünglich missbräuchlicher Cannabiskonsum oder Konsum anderer psychotroper Substanzen vor, ist in der Regel eine MPU angezeigt, sofern nicht bereits ein positives MPU-Gutachten zu diesem Sachverhalt vorliegt. Zunächst muss das Vorliegen einer Drogenproblematik geklärt werden. Erst dann kann die Bedeutung einer aktuellen Verschreibung von Cannabismedikamenten vor dem Hintergrund der Vorgeschichte bewertet werden.

Informationen durch den behandelnden Arzt

Im Rahmen des Behandlungsvertrags ist der Arzt verpflichtet, die Behandelten über mögliche Risiken in Hinblick auf Wirkungen des verschriebenen Medikaments und/oder der Erkrankung aufzuklären, die das sichere Führen von Fahrzeugen beeinträchtigen können. Hierzu zählen auch Informationen über Wartezeiten nach der Einnahme des Medikaments, bevor ein Fahrzeug geführt wird und über mögliche Wechselwirkungen mit anderen Medikamenten oder Alkohol.

Der Patient trägt die persönliche Verantwortung über die Einschätzung der Auswirkungen des Medikaments und/oder der Erkrankung, denn wer sich infolge körperlicher oder geistiger Beeinträchtigungen nicht sicher im Straßenverkehr bewegen kann, darf am Straßenverkehr nur teilnehmen, wenn Vorsorge getroffen ist, dass er andere nicht gefährdet. Deshalb müssen Patientinnen und Patienten eine gute Therapietreue (Compliance bzw. Adhärenz) aufweisen. Außerdem müssen sie in der Lage sein, selbst einschätzen zu können, wann die Fähigkeit, ein Fahrzeug sicher zu führen, nicht gegeben ist, und gegebenenfalls davon Abstand nehmen.

Bestehen Zweifel an der Fahreignung, kann die Fahrerlaubnisbehörde abhängig vom jeweiligen Fall in der Regel die Beibringung eines ärztlichen oder eines Medizinisch-Psychologischen Gutachtens anordnen.

Mögliche Fragestellungen durch die Fahrerlaubnisbehörde

»Ist Herr/Frau ___ trotz der bekannten Erkrankung (Benennung der Erkrankung), die nach Anlage 4 Nr. __ die Fahreignung in Frage stellt und der damit in Verbindung stehenden Dauermedikation (Name des »Medikaments« ggf. »Medizinal-Cannabisblüten«) in der Lage, die Anforderungen an das Führen von Kraftfahrzeugen der Klasse ___ zu erfüllen?

»Liegt die erforderliche psycho-physische Leistungsfähigkeit (Belastbarkeit, Orientierungsleistung, Konzentrationsleistung, Aufmerksamkeitsleistung und Reaktionsfähigkeit) zum sicheren Führen eines Kraftfahrzeuges vor?«

»Ist Herr/Frau ___ in der Lage, ggf. Leistungsdefizite und die Fähigkeit, ein Fahrzeug sicher zu führen richtig wahrzunehmen, kritisch und eigenverantwortlich einzuschätzen und danach zu handeln?«

»Ist insbesondere zu erwarten, dass Herr/Frau ___ die ärztlich verordnete Medikation ausschließlich therapeutisch, der ärztlichen Verordnung entsprechend einnimmt und nicht missbräuchlich? Besteht Einsicht in die Erfordernis der Therapietreue?«

Fahreignung

Fahreignung ist die körperliche, geistige und charakterliche Fähigkeit, ein Fahrzeug dauerhaft sicher im Straßenverkehr zu führen. Dazu gehört auch die Fähigkeit des Patienten einzuschätzen, ob er in der Lage ist, ein Fahrzeug sicher zu führen, oder ob die aktuellen Symptome der Grunderkrankung oder der psychoaktiven Medikamentenwirkung einer sicheren Verkehrsteilnahme entgegenstehen.

Fahruntüchtigkeit

ist ein Rechtsbegriff, der das Unvermögen eines Fahrzeugführers bezeichnet, ein Fahrzeug jederzeit sicher zu führen. Der Begriff ist aus dem Straßenverkehrsrecht bekannt, wird aber auch im Wasser-, Schienen- und Luftverkehr verwendet. Fahruntüchtigkeit beschreibt einen situativen Zustand, bedingt durch den Konsum von Medikamenten, Rauschmitteln, Übermüdung etc. Einschränkungen des Vermögens, ein Fahrzeug sicher zu führen – sei es durch körperliche oder geistig-seelische Behinderungen, chronischen Alkohol- oder Drogenmissbrauch, mangelndes Trennvermögen oder unzureichende Akzeptanz der Verkehrsregeln, werden unter dem Begriff der Fahreignung subsumiert.

Ärztliches Attest

Ein aussagekräftiges ärztliches Attest sollte auf folgende Punkte eingehen:

- Grunderkrankung unter Einschluss bisheriger Behandlungsansätze und Gründe für die Wahl von Cannabinoiden, insbesondere Cannabisblüten als Medikation.
- Angaben zur Verschreibung: Art des Medikaments bzw. Sorte der Blüten, Häufigkeit, Menge, Dosierungsanweisung
- Bisheriger und geplanter weiterer Verlauf der Behandlung einschließlich Angaben über Adhärenz und Häufigkeit des Arzt-Patienten-Kontakts
- Aufklärung des Patienten über Risiken bei Teilnahme im Straßenverkehr
- Angaben zu relevanter Komorbidität und Komedikation

Hierzu ist entweder eine Entbindung des behandelnden Arztes von der Schweigepflicht oder eine direkte Veranlassung durch den Patienten erforderlich.

Während bisher viele Führerscheinstellen eine Begründung für die Therapie mit Cannabismedikamenten verlangen, soll ein noch im Jahr 2019 durch das Bundesverkehrsministerium erstelltes Merkblatt deutlich machen, dass es nicht die Aufgabe der Führerscheinstelle oder der MPU-Stelle sein kann, die Indikation zu überprüfen.

Missbräuchliche Medikamenteneinnahme

Der Begriff missbräuchliche Medikamenteneinnahme wird in unterschiedlichen Fallbeispielen angeführt. Eine missbräuchliche Einnahme umfasst eine große Spannbreite an Anlassgründen und sollte somit unterschiedlich bewertet werden.

Die missbräuchliche Einnahme kann in den folgenden Abstufungen auftreten:

1. Auf der unteren Stufe kann eine missbräuchliche Einnahme vorliegen, wenn ein Patient entgegen der ärztlichen Verordnung eine höhere Dosierung des Medikaments einnimmt, um z.B. besonders starke Angstzustände oder Schmerzen zu behandeln.
2. Auf der oberen Stufe kann eine missbräuchliche Einnahme deshalb vorliegen, weil der Patient ein Medikament eigenmächtig und ohne ärztliche Indikation mit der Absicht einnimmt, sich in einen Rauschzustand zu versetzen.

Dies sollte bei einer Beurteilung des Falls und der Veranlassung der Begutachtung berücksichtigt werden.

Nachweis des THC-Konsums

Der Konsum von Cannabis beziehungsweise THC kann durch den Nachweis von THC und THC-Abbauprodukten im Blut, im Urin, im Speichel, im Schweiß und in den Haaren ermittelt werden. Meistens wird zunächst ein Drogenscreening im Urin, Speichel oder Schweiß durchgeführt. Drogenscreenings sind sehr einfach durchzuführen, beispielsweise von einem Polizeibeamten auf der Straße, haben jedoch den Nachteil, dass die dazu verwendeten Nachweismethoden recht ungenau sind. Im Falle eines positiven Tests werden daher meistens Bestätigungsanalysen in einem Labor angeschlossen, die Auskunft über die Menge von THC oder seiner Abbauprodukte in der jeweiligen Körperflüssigkeit oder den Haaren liefern.

Bei einer Blutanalyse wird in der Regel die Menge des THC und teilweise auch der Gehalt der Abbauprodukte THC-Carbonsäure und 11-Hydroxy-THC ermittelt. Angegeben werden die Mengen an THC und dessen Abbauprodukte in Nanogramm pro Milliliter Blutserum. Bei der Inhalation von Cannabisrauch erreicht der THC-Gehalt des Blutes schon nach wenigen Minuten, meist sogar noch während des Rauchens einer Cannabiszigarette, seinen maximalen Wert und nimmt dann relativ schnell, in der Regel schon nach einer Stunde, wieder auf Werte unterhalb von 20 Nanogramm pro Milliliter Blutserum ab. Nach zwei bis drei Stunden sind, je nach Stärke und Regelmäßigkeit des Konsums, meist nur noch Werte unterhalb von 10 Nanogramm THC pro Milliliter Blutserum nachweisbar. Bei oraler Einnahme von Cannabisprodukten wird die maximale THC-Konzentration im Blut verzögert erst nach etwa einer Stunde erreicht und kann bis zu sechs Stunden anhalten. Jedoch ist der maximale Wert geringer als bei der Inhalation von Cannabisprodukten. Laut wissenschaftlichem Kenntnisstand ist eine mögliche Beeinträchtigung durch Cannabis bei einem geringeren THC-Gehalt als 10 Nanogramm pro Milliliter Blutserum im Allgemeinen geringer als bei einer Alkoholkonzentration im Blut von 0,5 Promille. Wie oben dargestellt ist die rechtliche Handhabe jedoch anders.

Mit Hilfe einer Urinprobe kann die Einnahme von Cannabis beziehungsweise THC über einen längeren Zeitraum als bei einer Blutanalyse nachgewiesen werden. Dies liegt daran, dass bei einer Urinuntersuchung der Gehalt des Abbauproduktes THC-Carbonsäure (THC-COOH) ermittelt wird, welches länger als THC nachgewiesen werden kann. Dabei lässt sich die THC-Carbonsäure nach einmaligem oder bei gelegentlichem Konsum für etwa drei bis fünf und manchmal sogar bis zu sieben Tage nach der Einnahme nachweisen. Bei regelmäßigem Konsum kann dieses Abbauprodukt im Durchschnitt noch etwa 30 Tage und gelegentlich bis zu zwei bis drei Monate nach dem letzten Konsum nachgewiesen werden.

Auch in den Haaren lagern sich geringe Mengen an THC-Abbauprodukten ab, wodurch ein Cannabiskonsum, je nach Haarlänge, auch noch nach Monaten nachgewiesen werden kann. Kopfhaare wachsen monatlich etwa einen Zentimeter. Allerdings sind die abgelagerten Mengen sehr gering, sodass sie bei seltenem Konsum (weniger als einmal alle zwei Wochen) meist unterhalb der Nachweisgrenze liegen.

Praxistipps

- Die aktive Teilnahme am Straßenverkehr sollte zum Schutze der eigenen Person und vor allem auch der anderen Verkehrsteilnehmer nicht während des akuten Cannabisrausches erfolgen. Zudem sollte bei der Einnahme von hohen Cannabisdosen zusätzlich bedacht werden, dass die Fahrtüchtigkeit gegebenenfalls auch länger als 3 bis 4 Stunden beeinträchtigt sein kann. Einige Patienten sind auch längere Zeit nach dem Konsum so beeinträchtigt, dass sie nicht am Straßenverkehr teilnehmen können. Das muss individuell beurteilt werden. Eine Kombination von Cannabisprodukten und Alkohol beziehungsweise anderen Drogen und Medikamenten, die die Fahrtüchtigkeit beeinträchtigen können, sollte möglichst vermieden werden, wenn man aktiv am Straßenverkehr teilnehmen möchte.
- Wenn Sie das erste Mal Cannabisprodukte zu medizinischen Zwecken verwenden, sollten Sie einige Tage lang nicht aktiv am Straßenverkehr teilnehmen, bis Sie die Dosis kennen, bei der sicher keine psychischen Wirkungen auftreten und Ihre Fahrtüchtigkeit nicht beeinträchtigt ist. Dies gilt in gleicher Weise für alle Medikamente, die die Fahrtüchtigkeit einschränken können. Wenn Sie durchgängig am Straßenverkehr teilnehmen müssen, sollten Sie die Einnahme auf den Abend beschränken, wenn Sie sicher wissen, dass Sie nicht vor dem Morgen ein Fahrzeug führen werden.
- Obwohl das Straßenverkehrsgesetz Personen, die Medikamente auf Cannabisbasis unter ärztlicher Aufsicht einnehmen, vor dem Begehen einer Ordnungswidrigkeit schützt, kann diesen Patienten die Fahreignung abgesprochen werden. Es gibt Personen, die von der zuständigen Führerscheinstelle vor die Alternative gestellt wurden, entweder den Führerschein abzugeben oder die Einnahme von Medikamenten auf Cannabisbasis zu beenden, selbst wenn nur geringe Dosen des Medikamentes verwendet wurden, die die Fahrtüchtigkeit nicht einschränken. Dieses Thema wird von den Führerscheinstellen bisher unterschiedlich gehandhabt. Meistens haben Patienten nichts zu befürchten. Ein Merkblatt des Bundesverkehrsministeriums, das im Jahr 2019 verpflichtet werden soll, soll eine einheitliche Handhabung dieser Thematik durch die Führerscheinstellen sicherstellen. Patienten sollen danach grundsätzlich am Straßenverkehr teilnehmen dürfen, wenn sie sich vernünftig verhalten.

- Wenn Sie in eine Verkehrskontrolle geraten, bei der Sie auf das Vorkommen von Drogen in Ihrem Körper überprüft werden, weisen Sie daraufhin, dass Sie Cannabisprodukte zu medizinischen Zwecken verwenden. Dazu können Sie das letzte Betäubungsmittelrezept und gegebenenfalls zusätzlich einen vom Arzt ausgestellten Cannabisausweis vorlegen. Wenn Cannabinoide bei Ihnen nachgewiesen werden, ist es wichtig, dass dokumentiert wird, dass Sie nicht beeinträchtigt sind. Wird eine Blutentnahme vorgenommen, so führt der Arzt meistens auch einige Tests durch, um Ihre Fahrtüchtigkeit zu überprüfen. Bestehen Sie auf diesen Tests und darauf, dass die Ergebnisse genau dokumentiert werden. Dies wird Ihnen später helfen, wenn Ihre Fahrtüchtigkeit und/oder Ihre Fahreignung infrage gestellt werden sollten.
- Wenn Ihnen eine Medizinisch-Psychologische Untersuchung droht, so ist es erforderlich, dass Sie regelmäßig Cannabismedikamente aus der Apotheke erhalten. Es reicht nicht, sich ein oder zweimal von einem Arzt ein Rezept verschreiben zu lassen oder nur sehr selten, da der Arzt in diesem Fall der MPU-Stelle nicht bestätigen kann, dass eine ausreichende Befolgung des Therapieplans bzw. eine gute Adhärenz vorliegen. Auch bei einer Polizeikontrolle reicht es nicht, ein altes Rezept vorzulegen.

Cannabiskonsum und Arbeitsplatz

Die Verwendung von Cannabisprodukten ist genauso wie Alkoholkonsum arbeitsrechtlich zunächst nicht relevant, weil dies zur Privatsphäre des Arbeitnehmers gehört, die den Arbeitgeber nichts angeht. Das Arbeitsrecht ist in den deutschsprachigen Ländern in diesem Bereich deutlich arbeitnehmerfreundlicher als beispielsweise in den USA. Erst wenn Drogenkonsum sich auf die Arbeit auswirkt, ist dieses Thema arbeitsrechtlich von Bedeutung. Probleme können auftreten, wenn Cannabisprodukte aus medizinischen Gründen vor oder während der Arbeitszeit eingenommen werden, und der Arbeitgeber davon erfährt. Vielfach ist nicht bekannt, ob ein Arbeitgeber ein Drogenscreening – einen Test auf Drogen – anordnen und welche Konsequenzen ein positiver Test haben kann. Dieses Kapitel stellt die rechtlichen Grundlagen in Deutschland und praktische Beispiele zu diesem Thema vor.

Praxis im Umgang mit Cannabis am Arbeitsplatz

Dem Autor sind mehrere Beispiele von Arbeitnehmern bekannt, die mit Wissen des Arbeitgebers und ohne dadurch Probleme zu bekommen, entweder ärztlich verschriebene Medikamente auf Cannabisbasis oder illegale Cannabisprodukte am Arbeitsplatz einnehmen oder eingenommen haben. Da die Erkrankungen meistens so schwer sind, dass ein Einsatz in beruflichen Arbeitsfeldern, die eine besonders große psychomotorische Leistungsfähigkeit verlangen (Piloten, Busfahrer, Chirurgen etc.) unwahrscheinlich ist, spielt die mit einer medizinischen Cannabisverwendung möglicherweise verbundene geringe Beeinträchtigung dieser Leistungsfähigkeit in diesem Zusammenhang keine große Rolle. Probleme können vor allem dann auftreten, wenn Patienten in den Arbeitspausen Cannabisprodukte rauchen, da der Rauch andere Beschäftigte stören kann oder der Arbeitgeber fürchtet, durch die Tolerierung dieses Konsums selbst in ein schlechtes Licht zu geraten oder einen schlechten Einfluss vor allem auf junge Beschäftigte auszuüben.

Da Cannabisprodukte, unabhängig davon, ob unter medizinischer Aufsicht oder als Selbstmedikation verwendet, wie andere Medikamente und Alkohol bestimmte Leistungen vermindern können, sollten sie in besonders gefahrenträchtigen Positionen nicht verwendet werden. In vielen Betrieben sind Personen, die Cannabis, aus welchen Gründen auch immer, verwenden, jedoch grundsätzlich und unabhängig von der Tätigkeit nicht willkommen. In vielen Betrieben haben Arbeitgeber und Arbeitnehmervertretungen Betriebsvereinbarungen getroffen, nach denen alle Ausbildungsbewerber einem Drogentest unterzogen werden sollen. Es gibt darüber hinaus einige Betriebe, die Drogentests auch bei bereits beschäftigten Arbeitnehmern durchführen. Wird die Verwendung von Cannabis bekannt, die vom Arbeitgeber nicht toleriert wird, sind Aufhebungsverträge ein häufiges Mittel zur vorzeitigen Vertragsbeendigung. Juristische Auseinandersetzungen vor dem Arbeitsgericht gibt es selten.

Drogentests

Anordnungen des Arbeitgebers zur Durchführung eines Drogenscreenings ohne Einwilligung des Betroffenen sind generell unzulässig. Das Persönlichkeitsrecht des Arbeitnehmers wird von den Arbeitsgerichten grundsätzlich höher eingestuft als die mit einer solchen Maßnahme beabsichtigte Beweisführung beziehungsweise Beweiserleichterung bei einem Vergehen. Die Anordnung eines Drogenscreenings in Betriebsvereinbarungen ist unwirksam. Dies gilt auch für die vielfach bei Einstellungsuntersuchungen durchgeführten Drogenscreenings. Unterzieht sich ein Arbeitnehmer freiwillig einem Drogenscreening, bestehen hingegen keine Bedenken. Allerdings wird er dann auch die Folgen eines möglichen positiven Tests tragen müssen.

Das Bundesarbeitsgericht hat in einem Urteil aus dem Januar 1995 entschieden, dass ein Arbeitnehmer wegen des verfassungsmäßig garantierten Grundrechts auf körperliche Integrität weder zu einer Untersuchung seines Blutalkoholgehalts noch zur Mitwirkung an einer Atemalkoholanalyse gezwungen werden kann. Mit einem Urteil vom August 1999 hat das Bundesarbeitsgericht festgestellt, dass ein Arbeitnehmer nicht verpflichtet ist, im laufenden Arbeitsverhältnis routinemäßigen Blutuntersuchungen zur Klärung, ob er alkohol- oder drogenabhängig ist, zuzustimmen. Die Entscheidung des Arbeitgebers, eine ärztliche Begutachtung eines Arbeitnehmers auf eine mögliche Alkohol- beziehungsweise Drogenabhängigkeit zu erstrecken, müsse auf hinreichend sicheren tatsächlichen Feststellungen beruhen, die einen derartigen Eignungsmangel des Arbeitnehmers als naheliegend erscheinen lasse. In dem Fall des Bundesarbeitsgerichts aus dem Jahre 1999 handelte es sich um einen bewaffneten zivilen Wachmann, der sich der jährlichen medizinisch-psychologischen Untersuchung stellte, aber die Blutentnahme zur Untersuchung auf Alkohol und illegale Drogen verweigerte.

Zwar sind Drogenscreenings auch bei der Einstellung unzulässig. In der Praxis ist es jedoch so, dass ein Bewerber, der ein Drogenscreening verweigert, im Allgemeinen nicht mehr in die Auswahl zur Stellenbesetzung einbezogen wird. Bisher gibt es keine gerichtlichen Entscheidungen, ob dies eine unzulässige Diskriminierung oder ein Verstoß gegen das Maßregelungsverbot darstellt. Dies dürfte in aller Regel auch schwer nachweisbar sein, insbesondere wenn sich mehrere Bewerber für eine Stelle interessieren.

Beamtenrecht

An Beamte wird eine besonders hohe Gesunderhaltungspflicht gestellt, die auch den Bereich der illegalen Drogen betrifft. Hier gelten daher andere Regeln als bei anderen Arbeitsverhältnissen. Mit der Pflicht zur Erhaltung der Arbeitskraft von Beamten sei der Konsum von Rauschgiften wie Heroin und Cannabis nach der Rechtsprechung nicht vereinbar. Die Gefahrenlage sei allerdings beim Cannabiskonsum nicht so groß wie bei Opiaten, sodass bei einmaligem Konsum disziplinarrechtliche Maßnahmen nicht zu rechtfertigen seien, jedoch bei häufigem Konsum. Neben einer Verletzung der Pflicht zur Gesunderhaltung könne in diesen Fällen auch ein Verstoß gegen die Pflicht zu vertrauensgerechtem Verhalten vorliegen. Besonders schwer wiegt Cannabiskonsum im Dienst, der bereits Entlassungen zur Folge hatte.

Im Falle eines Polizeibeamten urteilte das Oberverwaltungsgericht Berlin im Juli 1995, dass Cannabiskonsum auch außerhalb der Dienstzeit einen erheblichen Zweifel an seiner persönlichen Eignung begründe, die seine Entlassung aus einem Widerrufsbeamtenverhältnis rechtfertige. Schließlich zähle die Bekämpfung der Betäubungsmittelkriminalität zu den vordringlichen Aufgaben der Polizei. Auch ein wegen Drogenkonsums oder gar Drogenhandels verurteilter Lehrer riskiert seinen Arbeitsplatz, da er eine Vorbildfunktion für seine Schüler ausübt.

Die Verwendung von ärztlich verordneten Cannabismedikamenten führt bei Beamten dagegen in der Regel nicht zu Problemen.

Kündigung bei Pflichtverletzung

Auch in anderen Arbeitsverhältnissen kann die Verwendung von Cannabis am Arbeitsplatz eine verhaltensbedingte Kündigung begründen, wenn dadurch arbeitsvertragliche Pflichten verletzt werden. Dabei ist die Art der Tätigkeit entscheidend. So liegt es auf der Hand, dass ein Arbeitnehmer, der gefährliche und seine vollständige psychomotorische Leistungsfähigkeit erfordernde Tätigkeiten ausführt, keinen Alkohol und keine Drogen während der Arbeitszeit konsumieren darf. In diesem Fall würde eine Pflichtverletzung vorliegen.

Entscheidend ist, dass aufgrund von Alkohol-, Medikamenten- oder illegalem Drogenkonsum tatsächlich Fehlleistungen oder Verstöße gegen arbeitsvertragliche Verpflichtungen festgestellt werden. Für sicherheitsrelevante Bereiche ist eine Eignungsuntersuchung nach den entsprechenden gesetzlichen Bestimmungen, tarifvertraglichen Regelungen und Unfallverhütungsvorschriften vorgesehen. Ein Arbeitnehmer, der die notwendige ärztliche Begutachtung über Gebühr erschwert oder unmöglich macht, verstößt gegen seine Treuepflicht, und ihm kann auch gekündigt werden. Wenn es um sicherheitsrelevante Bereiche geht, muss der Arbeitgeber das Interesse an einer Untersuchung eines möglichen Drogenkonsums gegen das Interesse des Arbeitnehmers an der Wahrung seiner Intimsphäre und körperlichen Unversehrtheit abwägen.

Praxistipps

- Wenn Sie nicht in Bereichen arbeiten, die besonders hohe Anforderungen an die psychomotorische Leistungsfähigkeit stellen, so behalten Sie die medizinische Verwendung von Cannabisprodukten am besten für sich, unabhängig davon, ob es sich um legale oder illegale Substanzen handelt. Sie sind Ihrem Arbeitgeber darüber nicht zur Auskunft verpflichtet. Arbeitgeber sind keine Sittenwächter und haben auch nicht die Aufgabe, die Einhaltung des Betäubungsmittelgesetzes zu überwachen. Falls Sie illegale Cannabisprodukte verwenden, sollten Sie eine unauffällige orale Form der Einnahme wählen, beispielsweise in Tropfenform.
- Eine routinemäßige Durchführung von Drogentests durch den Arbeitgeber ist unzulässig. Besteht jedoch ein begründeter Anlass für eine Pflichtverletzung aufgrund von Drogenkonsum, so kann der Arbeitgeber eine ärztliche Untersuchung veranlassen. Sie sollten also darauf achten, während der Arbeitszeit keine Überdosis einzunehmen, die zu einer Pflichtverletzung führen könnte.

- Wenn Sie Tätigkeiten ausführen, die Sie aufgrund Ihrer Medikation oder Ihrer Erkrankung nicht mehr mit der erforderlichen Sicherheit bewältigen und dadurch sich oder andere Personen gefährden können, so sollten Sie um eine Versetzung bitten. Sie brauchen als Grund nicht die Verwendung von Cannabisprodukten zu medizinischen Zwecken anzugeben. Es ist besser, die Erkrankung selbst als Grund zu nennen.
- Sprechen Sie auch nicht mit Arbeitskollegen über das Thema. Es gibt Fälle, in denen bald der ganze Betrieb über dieses interessante Gesprächsthema informiert war und der Betroffene nur Unterstützung erhielt. Es gibt leider aber auch andere Beispiele mit unerfreulichen Reaktionen durch Kollegen.

Cannabisanbau und Lagerung

Grundsätzlich ist Cannabis eine leicht zu kultivierende Pflanze. Daher ist der Selbstanbau von Cannabispflanzen nicht besonders schwierig. Der Anbau von Cannabis ist jedoch in den meisten Ländern illegal, und in vielen Ländern ist sogar der Kauf und Verkauf von Hanfsamen verboten. Verwendet man jedoch regelmäßig Cannabis zu medizinischen Zwecken, so bietet der Selbstanbau eine kontrollierte und meist kostengünstigere Variante der Beschaffung illegaler Cannabisprodukte. Zudem kann man dadurch einen Kontakt zum Schwarzmarkt vermeiden. In diesem Kapitel sollen die Grundzüge des Cannabisanbaus und Tipps zur richtigen Lagerung von Cannabiskraut vorgestellt werden.

Rechtliche Grundlagen des Cannabisanbaus

Beim deutschen Bundesinstitut für Arzneimittel und Medizinprodukte wurde eine Cannabisagentur eingerichtet, die den staatlich kontrollierten Anbau von Cannabis für die medizinische und wissenschaftliche Anwendung durch Unternehmen mit entsprechenden Lizenzen überwacht.

Darüber hinaus haben Bundesbürger die Möglichkeit, einen Antrag auf eine Erlaubnis zum Eigenanbau zu stellen. Zuletzt wurden solche Anträge im Jahr 2016 genehmigt. Es handelte sich um zwei Patienten, die sich die Cannabisblüten aus der Apotheke im Rahmen einer Ausnahmeerlaubnis durch die Bundesopiumstelle nicht leisten konnten. Diese Genehmigungen zum Eigenanbau wurden im Jahr 2017 nach Einführung des Cannabis-als-Medizin-Gesetzes wieder entzogen.

Gegenwärtig unterstützt die Arbeitsgemeinschaft Cannabis als Medizin im Rahmen von Musterprozessen einige Patienten, die juristisch erneut einen Eigenanbau von Cannabis für medizinische Zwecke durchsetzen möchten, da sie trotz medizinischer Notwendigkeit für eine solche Therapie keine Kostenübernahme durch die Krankenkasse erhalten haben, sich die Cannabisblüten aus der Apotheke allerdings nicht leisten können.

Botanisch gesehen gibt es nur eine Hanfart, *Cannabis sativa* L. Einige Autoren unterscheiden jedoch mehrere Arten, wie beispielsweise *Cannabis indica* (Indischer Hanf) und *Cannabis ruderalis* (Ruderalhanf), während die meisten Autoren davon ausgehen, dass es sich nur um Variationen einer einzigen Art handelt. Daher spricht man beispielsweise von *Cannabis sativa* var. *indica* und *Cannabis sativa* var. *sativa.* Die meisten für medizinische Zwecke verwendeten Hanfsorten, die zum Teil phantastische Namen haben, sind Kreuzungen verschiedener Varietäten. Die Züchtungen und Kreuzungen der letzten Jahrhunderte zielten entweder auf eine Steigerung des THC-Gehaltes oder eine Erhöhung der Faserausbeute bei geringen THC-Gehalten, sodass es sowohl Züchtungen mit hohem als auch mit sehr niedrigem THC-Gehalt gibt. Aufgrund der Vielzahl von Züchtungen kann man heute grob zwischen Drogen- und Faserhanf unterscheiden.

Nach dem deutschen Betäubungsmittelgesetz ist der Anbau von Cannabis in Deutschland verboten. Seit Februar 1998 sind sogar der Besitz und der Erwerb von Saatgut strafbar. Eine Ausnahme gilt nur für bestimmte Faserhanfsorten, die einen maximalen THC-Gehalt von 0,2 Prozent aufweisen dürfen. Diese Faserhanfsorten dürfen unter bestimmten Bedingungen von Landwirten legal angebaut werden. Der Anbau ist allerdings meldepflichtig. Aus diesem Grund müssen Samen für den Drogenhanfanbau in Deutschland illegal erworben oder illegal aus dem Ausland (beispielsweise aus Österreich, aus der Schweiz oder aus den Niederlanden) eingeführt werden. In der Praxis wird bei Selbstanbau und erstmaligem Vergehen sowie beim Fund einer geringen Cannabismenge oft von einer strafrechtlichen Verfolgung abgesehen.

Das deutsche Bundesverwaltungsgericht hat in seinem Urteil aus dem Jahr 2005 zu möglichen Ausnahmegenehmigungen für die medizinische Verwendung von Cannabis durch das Bundesinstitut für Arzneimittel und Medizinprodukte darauf hingewiesen, dass am ehesten eine Ausnahmegenehmigung für den Eigenanbau erteilt werden könnte.

Sowohl in Österreich als auch in der Schweiz gibt es gegenwärtig Bewegung bei den rechtlichen Grundlagen des Anbaus von Cannabis. Es empfiehlt sich daher, aktuelle Informationen einzuholen.

Anbaumöglichkeiten

Der Anbau von Cannabis ist sowohl im Freien (»Outdoor«), als auch im Gewächshaus oder in der Wohnung (»Indoor«) möglich. Beim Anbau im Freien, zum Beispiel auf dem Balkon oder im Garten, sollte man in unseren Breitengraden schon bei der Auswahl der Samen darauf achten, dass die Pflanzen noch vor Einbruch des Winters zur Blüte kommen. In Deutschland eignen sich zum Outdoor-Anbau Sorten wie Hollands-Hope, Early Girl, Early Skunk, Afghani Outdoor und die frühreifenden Ruderalis-Kreuzungen (Ruderalis Indica, Ruderalis Skunk, Lowryder). Eine ausführlichere Auflistung der geeigneten Cannabissorten findet man in den entsprechenden Büchern beziehungsweise im Internet. Da die Pflanzen viel Licht benötigen, sollte man darauf achten, dass die Pflanzen an einem sonnigen Standort platziert werden. Des Weiteren sollte man bei der Wahl des Standortes bedenken, dass die Cannabispflanzen eine enorme Größe erreichen können. Dem kann durch eine entsprechende Beschneidung der Pflanzen vorgebeugt werden. Im Freien erfolgt die Aussaat der Samen zwischen Mai und Juni und die Ernte zwischen September und Oktober.

Für den Indoor-Anbau können im Allgemeinen alle Cannabissorten verwendet werden. Auch hier sollte ein sonniger Platz, beispielsweise an einem nach Süden gerichteten Fenster, gewählt werden. Eine gezieltere Belichtung der Pflanzen kann durch künstliches Licht erfolgen. Dazu hängt man spezielle Pflanzenlampen, die in jedem Gartenfachhandel erhältlich sind, mit einem gewissen Abstand direkt über die Pflanzen. Ein optimaler Abstand zwischen Lichtquelle und Pflanze ist wichtig, da die Lampen Wärme entwickeln, wodurch die Blätter der Pflanze geschädigt werden könnten. Der Cannabisanbau in größerem Maßstab erfolgt fast ausschließlich unter Kunstlicht in sogenannten »Growräumen«. Diese Growräume sind in der Regel vollständig abgedunkelte Räume, die mit speziellen Pflanzenlampen und meist auch mit Bewässerungs- sowie Lüftungssystemen ausgestattet sind. Die Einrichtung eines Growraumes ist jedoch nicht ganz einfach und außerdem kostspielig. Dies bezieht sich nicht nur auf die Anschaffung des Zubehörs, sondern auch auf die anfallenden Stromkosten für das Kunstlicht und andere elektrische Geräte. Beim Indoor-Anbau ist die Aussaat unabhängig von der jeweiligen Jahreszeit. Bei Anbau unter optimalen Bedingungen kann bis zu sechsmal pro Jahr geerntet werden. Grundsätzlich sollte beim Cannabisanbau in geschlossenen Räumen für eine gute Belüftung gesorgt werden, da die Pflanzen reich an ätherischen Ölen sind, die einen charakteristischen Geruch besitzen, der von den Nachbarn identifiziert werden könnte.

Pflanzenanzucht mit Samen

Zur Keimung werden die Samen zunächst 20 bis 40 Stunden zum Quellen in Wasser eingeweicht. Dies kann in einem Wasserglas oder zwischen feuchten Papiertüchern erfolgen. Das Wasser sollte zweimal täglich gewechselt werden. Gute Samen keimen möglicherweise schon nach 12 Stunden. Sobald der Keim sichtbar ist, sollten die Samen in kleinen Aufzuchttöpfen etwa 0,5 Zentimeter tief in feuchte Erde oder andere Wuchsmedien, wie zum Beispiel Perlite, gesetzt werden. Das Umsetzen des aufgesprungenen Keims in das Wachstumsmedium muss sehr vorsichtig geschehen, da der geringste Druck auf die anhaftende Samenschale den austretenden Keim beziehungsweise die Wurzelhaube verletzen kann.

Nach der Keimung benötigen die Pflanzen täglich etwa 15 bis 18 Stunden natürliches oder künstliches Licht. Bei Indoor-Zucht sollten die jungen Keimlinge mindestens 18 Stunden belichtet werden. Die Erde beziehungsweise das Wuchsmedium sollte dabei immer feucht sein, aber nicht nass. Staunässe vermindert die Durchlüftung des Wuchsmediums und fördert die Bildung von Schimmelpilzen. Grundsätzlich gilt: Gegossen wird immer, wenn die oberste Erdschicht trocken ist. Dabei wird maximal so viel gegossen, dass nach einigen Minuten kein überschüssiges Wasser mehr im Untersetzer vorhanden ist. Bei jungen Pflanzen mit einem kleinen Wurzelwerk kann Staunässe durch die Wahl eines flachen Pflanzgefäßes vermieden werden.

Sobald der Sprössling einige Zentimeter groß ist, sollte er in einen größeren Topf mit etwa 20 Liter Fassungsvolumen umgetopft werden. Besitzt die Pflanze etwa sechs bis sieben Blattpaare, so sollte das oberste Blattpaar dicht über dem darunter liegenden abgeschnitten werden. Dies führt zur Bildung von Seitentrieben und fördert einen buschigen Wuchs mit mehr Blütenständen. Nach einigen Wochen und der Bildung neuer Blätter kann diese Prozedur wiederholt werden.

Die Blüte beginnt je nach Sorte und Wachstumsbedingungen nach etwa zwei bis vier Monaten. Ausgelöst wird sie durch kürzer werdende Tage oder künstlich auf 12 Stunden und weniger verminderte Belichtungszeiten. Soll die Blüte künstlich eingeleitet werden, so kann dies in abgedunkelten Räumen mit Kunstlichteinstrahlung von weniger als 12 Stunden erfolgen. Auch könnte man die Pflanze für mindestens 12 Stunden am Tag in einen Schrank oder einen dunklen Raum stellen. Dann dauert es etwa 10 bis 20 Tage, bis die Pflanzen anfangen zu blühen.

Um den Wuchs und Ertrag zu erhöhen, können Pflanzen, die in Erde wachsen, gedüngt werden. Bei der Verwendung von anorganischen Wuchsmedien sollte unbedingt gedüngt werden, da diese keine Nährstoffe liefern. Dabei sollte jedoch beachtet werden, dass möglichst biologische Düngemittel verwendet werden, da die Ernte anschließend geraucht beziehungsweise oral aufgenommen wird. Außerdem sollten Pflanzen erst ab einer bestimmten Größe gedüngt werden, da die jungen Sprösslinge zunächst vom Samen mit Nährstoffen versorgt werden. Der pH-Wert der Erde und der Nährlösung sollte zwischen 6,2 und 6,8 liegen, damit die Pflanze die Nährstoffe gut aufnehmen kann. Zur Messung des pH-Wertes der Erde gibt es Testkits (zum Beispiel Calzi-Test) im Gartenhandel. Der pH-Wert der Nährlösung kann durch pH-Messgeräte oder Indikatorstreifen festgestellt werden. Zwei Wochen vor der Ernte sollte nicht mehr gedüngt werden, damit die Pflanze in der Restzeit die in der Pflanze selbst und in der Erde noch vorhandenen Nährstoffe aufnehmen kann.

Auch in der übrigen Zeit sollte darauf geachtet werden, dass die Pflanzen nicht überdüngt werden, da dies ähnlich schädlich ist wie eine Mangelversorgung. Mangelerscheinungen zeigen sich in der Regel durch gelbliche bis hellgrüne Blattfärbungen. Bei starken Mangelerscheinungen färben sich die Blätter bräunlich und sterben oft ab. Auch eine Rotfärbung des Stängels kann ein Anzeichen für einen Nährstoffmangel sein. Eine Rotfärbung ist jedoch auch für bestimmte Sorten charakteristisch und muss nicht unbedingt auf einem Nährstoffmangel beruhen. Eine Überdüngung ist ebenfalls hauptsächlich an Veränderungen der Blätter zu erkennen. Der Nährstoffüberschuss führt in der Regel zu Verbrennungen an den Blättern. Oft rollen sich die Blätter zunächst auf, dann sterben meist relativ schnell ganze Blattteile ab, was durch eine Braunfärbung deutlich wird. Veränderungen der Blätter müssen jedoch nicht zwingend auf einen Mangel beziehungsweise Überschuss an Nährstoffen hinweisen, sondern können auch durch den Befall mit Schädlingen hervorgerufen werden.

Obwohl die Cannabispflanze eine sehr widerstandsfähige Pflanze ist, kann es wie bei allen anderen Pflanzen zum Befall durch Schädlinge kommen. Die häufigsten Schädlinge der Cannabiszucht sind Spinnmilben, Thripse, weiße Fliegen und Blattläuse. Sie schädigen die Pflanze, indem sie Pflanzensaft aus den Blättern saugen. Spinnmilben sind sehr kleine Insekten, die auf der Unterseite der Blätter leben. In fortgeschrittenem Stadium ist ein Spinnmilbenbefall durch ein dichtes Netzwerk von kleinen weißen Fäden zu erkennen. Thripse sind ebenfalls kleine Insekten, die zudem sehr schnell sind und daher nur schlecht entdeckt werden können. Einen Thripsbefall kann man durch helle Flecken an der Blattoberseite, die im Licht etwas schimmern, und an kleinen schwarzen Punkten erkennen. Blattläuse sind mit dem bloßen Auge erkennbar. Sie treten meist in Kolonien auf. Ihre Ausscheidungen hinterlassen einen klebrigen Film auf den Blättern. Blattlausbefall kann ein Zeichen für eine Stickstoffüberdüngung sein. Thripse, Spinnmilben und weiße Fliegen stellen im Freiland meistens kein großes Problem dar, können jedoch unter Glas und unter Kunstlicht größeren Schaden anrichten.

Es gibt eine Vielzahl von chemischen Schädlingsbekämpfungsmitteln, die Verwendung ist jedoch bei dem Anbau von Cannabis zur medizinischen Verwendung nicht ratsam. Ein zuverlässiges und vermutlich unbedenkliches Spritzmittel gegen diese Schädlinge wird aus dem Samenöl des indischen Neembaumes hergestellt. Zudem können effektive Nützlinge wie Raubwanzen oder Marienkäfer eingesetzt werden. Raubwanzen fressen Spinnmilben, Thripse und Blattläuse. Weiße Fliegen können mit Schlupfwespen bekämpft werden. Allerdings halten sie bei kurzen Lichtperioden einen Winterschlaf. Auch Marienkäfer sind gegen die genannten Schädlinge einsetzbar. Bei einem Anbau mit Kunstlicht sind sie jedoch nicht geeignet, da sie von der Lichtquelle angezogen werden und schließlich verbrennen können.

Cannabiszucht mit Stecklingen

Eine Alternative zur Anzucht von Cannabispflanzen mittels Samen ist die Vermehrung mithilfe von Stecklingen. Von einer großen, weit verzweigten Mutterpflanze können 50 und mehr Stecklinge (Klone) gewonnen werden. Die Mutterpflanze kann dann wieder zu einer großen Pflanze heranwachsen, von der erneut Stecklinge gewonnen werden können. Dieser Vorgang kann etwa zweimal wiederholt werden, bevor die Pflanze an Kraft verliert und eine neue Mutterpflanze herangezogen werden sollte.

Die Verwendung von Stecklingen hat gegenüber der Anzucht mit Cannabissamen einige Vorteile. Es fallen keine Kosten für die Samen an. Die Stecklinge produzieren ungefähr die gleiche Menge an Cannabinoiden wie die Mutterpflanze.

Zudem sind die Stecklinge kürzer und leichter zu handhaben als aus Samen gezogene Pflanzen, und es fällt weniger Abfall von Stämmen und Zweigen an. Der große Nachteil dieser Methode ist die Notwendigkeit, mit Kunstlicht zu arbeiten.

Die Mutterpflanzen werden in andauerndem Licht ohne Dunkelphasen in optimiertem Kompost gehalten. Eine Temperatur von 25 °C ist optimal. Wird ein Steckling so zu einer Mutterpflanze herangezogen, so erreicht sie innerhalb von 12 Wochen eine Größe von 2 Metern. Die besten Ergebnisse bei der Anzucht von Stecklingen werden mit schnell wachsenden Mutterpflanzen erzielt.

Von dieser Mutterpflanze werden nun die Zweige entfernt. Die größeren Blätter werden ebenfalls entfernt und verworfen, da die Stecklinge darüber zu viel Wasser durch Verdunstung verlieren. Aus jedem Zweig kann eine Anzahl von Stecklingen gewonnen werden. Jeder Zweig wird dazu in mehrere Stücke geschnitten, von denen jedes Stück ein etwa 15 bis 20 Zentimeter langes Teil des ursprünglichen Zweiges sowie zwei Seitentriebe enthält. Es können prinzipiell auch längere Stecklinge mit mehreren Seitentrieben gewonnen werden. Dies ist jedoch eine Verschwendung von wertvollem Muttermaterial. Einer der beiden Seitentriebe wird am Zweig abgeschnitten, und der Steckling wird mit dieser Seite in ein sehr feuchtes Wachstumsmedium (Anzuchterde, Steinwolle etc.) gesteckt, sodass die Wunde des Schnittes im Wachstumsmedium liegt. Auch die Umgebung soll eine hohe Luftfeuchtigkeit aufweisen. Im Bereich der Wunde des abgebrochenen Blattpaares bildet sich Zellgewebe, aus dem sich die Wurzeln des Stecklings bilden. Zur Erleichterung der Wurzelbildung gibt es Wurzelhormone zu kaufen, in welche die Stecklinge vor dem Einbringen in das Wachstumsmedium kurz gesteckt werden.

Bei der Gewinnung von Stecklingen sollte zügig gearbeitet werden, um ein Austrocknen der Pflanzen an den Schnittstellen zu vermeiden.

Nach etwa sieben Tagen treten die ersten Wurzeln auf. Die Setzlinge werden in dieser Zeit täglich 18 bis 24 Stunden lang Licht ausgesetzt. Nach etwa zwei Wochen ist die Wurzelbildung so weit gediehen, dass die Pflanzen in eine weniger feuchte Erde umgetopft werden können. Um die Abhängigkeit der Mutterpflanze zu verringern, können die unteren Zweige dieser jungen Pflanzen entfernt und dann als Stecklinge genutzt werden. Auch in den ersten drei Wochen nach dem Umtopfen werden die Pflanzen permanent einer ausreichend starken Lichtquelle ausgesetzt. In dieser Zeit wächst die Pflanze bis auf etwa 50 Zentimeter heran und entwickelt ein gesundes Wurzelsystem.

Danach wird die Beleuchtung verändert, mit einem Wechsel von 12 Stunden Licht und 12 Stunden Dunkelheit. Wenige Tage später werden die Pflanzen Blüten bilden, die in den nächsten Wochen an Größe zunehmen und nach zwei bis drei Monaten geerntet werden können.

Ernte

Geerntet werden nur die weiblichen Pflanzen, da sie viel mehr THC als die männlichen Pflanzen bilden. Zudem kann man die weiblichen Pflanzen zu einer verstärkten THC-Produktion anregen, indem man eine Bestäubung durch die Pollen der männlichen Pflanzen und damit die Entwicklung von Samen unterbindet. Sobald die Blütenbildung einsetzt, wodurch sich das Geschlecht der Pflanzen bestimmen lässt, werden die männlichen Pflanzen vernichtet. Männliche Pflanzen blühen in der Regel etwas früher als weibliche. Außerdem bilden sie eher hängende Blüten, während die weiblichen Blüten eher aufrecht sind. Die Trennung der männlichen von den weiblichen Pflanzen zur Steigerung der THC-Ausbeute wird als Sinsemilla-Verfahren (aus dem Spanischen für »ohne Samen«) bezeichnet. Der THC-Gehalt der Blüten und Blätter lässt sich dadurch verdoppeln.

Der richtige Erntezeitpunkt kann anhand von kleinen Härchen an den weiblichen Blüten ermittelt werden. Bei der Entstehung haben diese Härchen eine weiße Farbe und nach etwa zwei Wochen färben sie sich orange-braun. Haben sich etwas mehr als die Hälfte der Härchen verfärbt, so sollte geerntet werden. Dazu werden die Stängel einige Zentimeter unterhalb der Blütenstände abgeschnitten und von den großen Blättern befreit

Bevor das Pflanzenmaterial verwendet werden kann, muss es getrocknet werden. Um eine gute Qualität zu erzielen, sollte möglichst schonend und langsam getrocknet werden. Dies erfolgt am besten in einem dunklen und gut belüfteten Raum mit mittlerer Luftfeuchtigkeit (etwa 50 bis 60 Prozent) und einer Temperatur von optimal 18 bis 20 °C. Die Pflanzen werden wenn möglich als Ganzes kopfüber aufgehängt. Wird die Pflanze in Einzelteile zerlegt, so trocknet sie schneller aber auch ungleichmäßiger. Ist die Luftfeuchtigkeit zu niedrig, so trocknet das Pflanzenmaterial zwar schneller, es wird jedoch nur wenig Chlorophyll abgebaut, wodurch der Cannabis sehr bitter werden kann und beim Rauchen die Schleimhäute stärker reizt. Ist die Luftfeuchtigkeit zu hoch, so besteht die Gefahr von

Schimmelbildungen. Wenn Schimmel auftritt, müssen die befallenen Pflanzenteile entfernt werden.

Bereits eine Trocknung von einigen Tagen bei Raumtemperatur führt zu einer durch Wasserverlust bedingten Gewichtsverminderung um etwa 70 Prozent. Fühlen sich die Pflanzenteile von außen trocken an, so können die Blüten von den Stängeln getrennt und in ein luftdichtes Gefäß gegeben werden. Die Pflanzen sind ausreichend trocken, wenn die Äste beim Biegen mit einem hörbaren Knacken brechen. Nun kann sich die restliche Feuchtigkeit gleichmäßig in den Blüten verteilen. Zur Vermeidung von Schimmel sollte das Gefäß jedoch mindestens einmal täglich belüftet werden. Ist der Cannabis gut brennbar, so ist die Trocknung abgeschlossen und er kann gelagert werden.

Lagerung

Hohe Temperaturen und Lichteinstrahlungen verursachen einen Abbau der Cannabinoide zu unwirksamen Verbindungen. In einer Untersuchung aus den Siebzigerjahren des letzten Jahrhunderts wurde bei der Lagerung von geernteten Hanfblättern bei Trocken- und Dunkelheit und einer Temperatur von 5 °C innerhalb von 47 Wochen eine Abnahme des THC-Gehalts von nur 7 Prozent ermittelt. Bei einer Lagerung bei Raumtemperatur stieg diese Quote auf 13 Prozent. Durch das Eintreffen von Licht nahm die Abnahme noch einmal um nahezu das Dreifache auf 36 Prozent zu. Daher wird getrockneter Cannabis langfristig am besten kühl, luftdicht und im Dunkeln gelagert. Ein geeigneter Ort wäre zum Beispiel in einem dicht verschlossenen Gefäß im Kühlschrank.

Praxistipps

- Bei den heutigen Züchtungen und je nach Wachstumsbedingungen enthalten die Blüten etwa 3 bis 25 Prozent THC. Dies bedeutet, dass schon mit 5 Pflanzen die in Deutschland nicht geringe Menge von 7,5 Gramm THC erreicht werden kann.
- Weitere Informationen zu speziellen Fragen des Cannabisanbaus finden Sie in vielen Büchern zum Thema, auf entsprechenden Internetseiten beziehungsweise in den Internetforen, sowie in verschiedenen Zeitschriften, die sich mit Cannabis befassen (*Grow, Hanfblatt, Hanf Journal* etc.).
- Sind Ihre Cannabispflanzen von einer Erkrankung befallen, so wird man Ihnen mit Tipps in verschiedenen Internetforen weiterhelfen, beispielsweise unter cannabis-med.org oder hanfburg.de.

Anhang

Zum Thema Eigenanbau

Urteil des Bundesverwaltungsgerichts vom 19. Mai 2005, Auszüge aus der Begründung des Urteils:

Das Bundesverwaltungsgericht hat in seinem Urteil (BVerwG 3 C 17.04) festgestellt, dass das Bundesinstitut für Arzneimittel und Medizinprodukte Anträge auf eine Ausnahmegenehmigung zur Selbstmedikation mit Cannabisprodukten nicht pauschal ablehnen darf.

»Die medizinische Versorgung der Bevölkerung ist kein globaler Akt, der sich auf eine Masse nicht unterscheidbarer Personen bezieht. Sie realisiert sich vielmehr stets durch die Versorgung einzelner Individuen, die ihrer bedürfen.«

»In das Recht auf körperliche Unversehrtheit kann nicht nur dadurch eingegriffen werden, dass staatliche Organe selbst eine Körperverletzung vornehmen oder durch ihr Handeln Schmerzen zufügen. Der Schutzbereich des Grundrechts ist vielmehr auch berührt, wenn der Staat Maßnahmen ergreift, die verhindern, dass eine Krankheit geheilt oder wenigstens gemildert werden kann und wenn dadurch körperliche Leiden ohne Not fortgesetzt und aufrechterhalten werden.«

Ärzte dürften zwar keinen Cannabis verschreiben. Dies hindere »sie aber nicht, einen Patienten medizinisch zu betreuen und zu begleiten, der auf der Grundlage einer Erlaubnis nach § 3 Abs. 2 BtMG solche Mittel im Rahmen der Schmerztherapie bei sich anwendet«.

Im Hinblick auf die Möglichkeit der Verwendung von Dronabinol heißt es im Urteil: »Der Verweis auf ein Arzneimittel, das weder ohne Weiteres verfügbar noch für den normalen Bürger erschwinglich ist, stellt aber keine Alternative dar, die das öffentliche Interesse am Einsatz von Cannabis zur Krankheitsbekämpfung entfallen lässt.«

Zum Kapitel »Kostenübernahme von Cannabinoiden durch die Krankenkassen«

Bundesverfassungsgericht 2018 zur Frage der medizinischen Wirksamkeit von Cannabis:

Am 26. Juni 2018 hat das Bundesverfassungsgericht entschieden, dass Krankenkassen nach dem Gesetz zu Cannabis als Medizin, das am 10. März 2017 in Kraft trat, die Kosten nur übernehmen müssen, wenn »eine gewisse Mindestevidenz im Sinne des Vorliegens erster wissenschaftlicher Erkenntnisse« für die Wirksamkeit bei einer bestimmten Erkrankung vorliegt (Aktenzeichen: 1 BvR 733/18).

Der Beschluss erging im Falle eines Patienten, der an einer besonders schweren Kopfschmerzform, sogenannte Cluster-Kopfschmerzen, litt und wegen der Erkrankung seit langer Zeit arbeitsunfähig ist. Cannabis half ihm gegen seine Beschwerden. Seine Krankenkasse hatte die Kostenübernahme für eine Therapie mit Cannabisblüten abgelehnt, da es keine ausreichenden Studien gibt, die belegen, dass eine nicht ganz entfernt liegende Aussicht auf eine spürbare Besserung durch Cannabis besteht. Dagegen hatte der Patient zunächst vor dem Sozialgericht Frankfurt und dann vor dem Hessischen Landessozialgericht geklagt. Beide Gerichte hatten die Verpflichtung der Kostenübernahme durch die Krankenkasse verneint. Die dagegen gerichtete Verfassungsbeschwerde war nicht erfolgreich, da das Urteil des Landessozialgerichts keine Grundrechtsverletzung darstelle.

In ihrem Beschluss schreiben die Richter des Bundesverfassungsgerichts: »Die in § 31 Abs. 6 S. 1 Nr. 2 Sozialgesetzbuch Fünftes Buch (SGB V) normierte Voraussetzung für eine Versorgung mit Cannabis, dass eine nicht ganz entfernt liegende Aussicht auf eine spürbare positive Einwirkung auf den Krankheitsverlauf oder auch schwerwiegende Symptom bestehen muss, hat das Landessozialgericht nicht etwa offengelassen, sondern abschließend festgestellt, dass diese nicht vorliegt. Erforderlich sei eine gewisse Mindestevidenz im Sinne des Vorliegens erster wissenschaftlicher Erkenntnisse, dass bei dem konkreten Krankheitsbild durch den Einsatz von Cannabinoiden ein therapeutischer Erfolg zu erwarten ist. Für die symptomatische Behandlung von Cluster-Kopfschmerzen fehle es nach derzeitigem Ermittlungsstand an ausreichenden Indizien, dass durch den Einsatz von Medizinal-Cannabisblüten ein therapeutischer Erfolg zumindest möglich erscheine. Im Gutachten des Medizinischen Dienstes der Krankenversicherung Hessen vom

7. Juli 2017 werde dargelegt, dass die klinische Evidenz bei Cannabinoiden bereits in der Kopfschmerzbehandlung gering sei. Selbst eine Mindestevidenz im Sinne einer vergleichenden Untersuchung mit kleiner Fallzahl werde noch nicht erreicht. Bei Cluster-Kopfschmerzen sei die Datenlage noch schlechter als bei Migräne.«

Sozialgericht Hildesheim 2017 zur Befristung der Kostenübernahme:

Das Sozialgericht Hildesheim hat entschieden, dass die Befristung der Kostenübernahme im Falle des Cannabispatienten Bernd V. aus Göttingen nicht rechtens ist und hat einen entsprechenden Bescheid der AOK mit einem Urteil vom 21.11.2017 (Aktenzeichen: S32 KR 4041/17 ER) aufgehoben. In dem Urteil heißt es: »(…) weist das Gericht daraufhin, dass gemäß § 31 Abs. 6 S. 2 SGB V eine Genehmigung der Krankenkasse nur bei einer erstmaligen Verordnung vorgesehen und eine Befristung dem Gesetz nicht zu entnehmen ist. Damit dürfte die von der Antragsgegnerin vorgenommene Befristung nicht rechtmäßig gewesen sein. Die weiteren Verordnungen durch den Arzt dürften somit keiner Genehmigung der Antragsgegnerin mehr bedürfen. (…) Damit dürfte der Antragsteller, sofern bereits eine Verordnung durch seinen Arzt ausgestellt wurde, sich auch ohne eine entsprechende Genehmigung das begehrte Mittel in der Apotheke besorgen können.«

Widerspruch gegen eine Ablehnung der Kostenübernahme

Auszüge aus der Begründung meines Eilantrages beim Sozialgericht Lüneburg, Aktenzeichen S 16 KR 24/17 ER, durch RA Dr. Oliver Tolmein, betreffend die Ablehnung meiner Krankenkasse, die Kosten meiner Cannabistherapie zu übernehmen (...):

II. Nach § 86b Abs. 2 Satz 2 SGG sind einstweilige Anordnungen zur Regelung eines vorläufigen Zustandes in Bezug auf ein streitiges Rechtsverhältnis zulässig, wenn eine solche Regelung zur Abwendung wesentlicher Nachteile nötig erscheint. Die Gewährung einstweiligen Rechtsschutzes setzt einen Anordnungsanspruch und einen Anordnungsgrund voraus. Ein materieller Anspruch ist im einstweiligen Rechtschutzverfahren nur einer summarischen Prüfung zu unterziehen. Dabei muss die Antragstellerin glaubhaft machen, dass ihr aus dem Rechtsverhältnis ein Recht zusteht, für das wesentliche Gefahren drohen. Der Anordnungsgrund setzt Eilbedürftigkeit voraus, d.h. es müssen erhebliche belastende Auswirkungen des Verwaltungshandelns schlüssig dargelegt und glaubhaft gemacht werden.

1. Anordnungsgrund

Ein Anordnungsgrund liegt vor. Die Antragstellerin ist nicht in der Lage, sich auf eigene Kosten das benötigte Cannabis, mit dem sie ihre Schmerzen lindern kann, zu verschaffen. Sie ist an schwerer rheumatoider Arthritis erkrankt. Bei ihr ist ein Grad der Behinderung von 80 mit dem Merkzeichen G und B festgestellt. Sie benötigt die getrockneten Cannabisblüten regelmäßig, um ihre gravierenden Krankheitssymptome zu lindern.

2. Anordnungsanspruch

Bei ihr ist auch ein Anordnungsanspruch gegeben. Bei der im einstweiligen Rechtsschutzverfahren gebotenen summarischen Prüfung hat die Antragstellerin einen vorläufigen Anspruch auf die Versorgung mit den ärztlich verordneten getrockneten Cannabisblüten.

Der Anordnungsanspruch ergibt sich aus § 31 Abs. 6 S. 1 Nr. 1 b und 2 SGB V. Hiernach haben Versicherte mit einer schwerwiegenden Erkrankung Anspruch auf eine Behandlung mit Cannabis in Form von getrockneten Blüten, wenn eine allgemein anerkannte, dem medizinischen Standard entsprechende Leistung im Einzelfall, nach der begründeten Einschätzung der behandelnden Vertragsärztin oder des behandelnden Vertragsarztes unter Abwägung der zu erwartenden Nebenwirkungen und unter Berücksichtigung des Krankheitszustandes der oder des Versicherten nicht zur Anwendung kommen kann und eine nicht ganz entfernt liegende Aussicht auf eine spürbare positive Einwirkung auf den Krankheitsverlauf oder auf schwerwiegende Symptome besteht.

Diese Voraussetzungen erfüllt die Anspruchstellerin. Sie ist Versicherte. Auch besteht durch die chronische rheumatoide Arthritis eine schwerwiegende Erkrankung i.S.d. § 31 Abs. 6 SGB V.

Der Begriff der »schwerwiegenden Erkrankung« ist durch den Gesetzgeber nicht definiert. Er wird allerdings in verschiedenen Regelungen verwendet und ist daher ein unbestimmter Rechtsbegriff, dessen Auslegung von den Gerichten voll überprüfbar ist.

Aus den Gesetzgebungsmaterialien ergibt sich, dass der Bezugsrahmen für den in § 31 Abs 6 SGB V verwendeten Begriff der »schwerwiegenden Erkrankung« der § 62 SGB V ist. Im Referentenentwurf für das »Gesetz zur Änderung betäubungsmittelrechtlicher und anderer Vorschriften« des Bundesministeriums für Gesundheit mit Bearbeitungsstand vom 7.1.2016, 16:11 Uhr heißt es in Artikel 4:

»Versicherte mit einer schwerwiegenden chronischen Erkrankung (§ 62 Abs 1 Satz 8) haben Anspruch auf Versorgung mit Cannabis in Form von getrockneten Blüten oder Extrakten (...)«.

Glaubhaftmachung: Referentenentwurf vom 7.1.2016, 16:11 Uhr als Anlage XXXX (Quelle: www.bundesgesundheitsministerium.de/fileadmin/Dateien/3_Downloads/Gesetze_und_Verordnungen/GuV/C/160108_GE_Cannabis_als_Medizin_mit_Cannabisagentur.pdf; zuletzt aufgesucht am 20.4.2017)

Eine schwerwiegende chronische Krankheit liegt nach § 2 Abs. 2 der »Richtlinie des GBA zur Definition schwerwiegender chronischer Krankheiten im Sinne des § 62 SGB V« vor, »(...) wenn sie wenigstens ein Jahr lang, mindestens einmal pro Quartal ärztlich behandelt wurde (Dauerbehandlung) und eines der folgenden Merkmale vorhanden ist (...). Oder es liegt ein Grad der Behinderung (GdB) von mindestens 60 vor [...], der nach den Maßstäben des § 30 Abs. 1 BVG oder 65 Abs. 2 SGB VII festgestellt und zumindest auch durch die Krankheit nach S. 1 begründet sein muss.«

Hierzu ist anzumerken, dass der Gesetzgeber diese zunächst vorgesehene Regelung in § 31 Abs. 6 SGB V nicht weiter verfolgte, da den Betroffenen nicht zugemutet werden sollte, mindestens ein Jahr abzuwarten, bis die entsprechende Medikation indiziert sei.

Allerdings spricht nichts dafür, dass der Gesetzgeber durch diese Veränderung im Wortlaut der Norm gleichzeitig den Begriff der »schwerwiegenden Erkrankung« selbst restriktiver regeln wollte, als in der Chroniker-Richtlinie. Im Gegenteil: Die ebenfalls im Gesetz normierte vom Bundesinstitut für Arzneimittel und Medizinprodukte bis zum 31. März 2022 durchzuführende Begleiterhebung, die ermöglichen soll, Daten zu erheben, auf deren Grundlage eine bessere Beurteilung der Aussichten einer Behandlung mit Medizinal-Cannabis ermittelt werden kann, unterstreicht, dass es dem Gesetzgeber gegenwärtig darum geht, die Not der Patienten zu lindern und gleichzeitig eine bessere Entscheidungsgrundlage für den Fortgang dieser Entwicklung zu erarbeiten. Deswegen soll der G-BA auch erst auf Grundlage der Ergebnisse der Begleiterhebung das Nähere zur Leistungsgewährung in den Richtlinien nach § 92 Abs. 1 Satz 2 Nr. 6 SGB V festhalten.

Diese klare Stufenfolge würde unterlaufen werden, wenn durch eine bereits jetzt erfolgende restriktive Leistungsgewährung Daten gar nicht erst in relevantem Umfang gesammelt werden und damit dann auch nicht ausgewertet werden könnten.

Zudem ist zu berücksichtigen, dass der Begriff schwerwiegende Erkrankung im Kontext des in vielerlei Hinsicht speziellen § 31 Abs. 6 SGB V normspezifisch auszulegen ist. § 31 Abs. 6 SGB V trifft speziell in Hinblick auf das Medikament Cannabis eine abweichende Regelung von den für gewöhnlich nach dem SGB V anzulegenden Evidenzanforderungen.

Damit muss in der Auslegung des Begriffs der schwerwiegenden Erkrankung auch auf die spezifische Wirkung von Cannabis als Medizin abgestellt werden. Bei der Behandlung mit Cannabis steht dabei insbesondere die Linderung von Symptomen, welche – wie die Schmerzen der Antragstellerin – die Lebensqualität erheblich einschränken, im Vordergrund.

»Schwerwiegende Erkrankung« muss daher im Kontext des § 31 Abs. 6 SGB so ausgelegt werden, dass es vor allem um eine Einschränkung der Lebensqualität geht. Medizinisches Cannabis verbessert vordergründig die Lebensqualität der Patientinnen durch Verminderung der Symptome, hier insbesondere von Schmerzen oder Appetitlosigkeit (so auch die Homepage des Bundesgesundheitsministeriums: www.bundesgesundheitsministerium.de/service/begriffevon-a-z/c/cannabis/faq-cannabis-als-medizin.html#c1537; abgerufen am 22.04.2017) – damit ist vordergründig auf die Symptome abzustellen.

Dies wird auch durch den Gesetzeswortlaut und die Gesetzesbegründung deutlich, die eindeutig auf den Nutzen hinsichtlich der Symptome abstellen und nicht, wie insbesondere § 2 Abs 1a SGB V, auf eine Heilung der Krankheit bzw. eine Einwirkung auf deren Verlauf (BT Dr. 18/8965, S. 21 Abs. 3).

Aus dem Kontext des Gesetzesentwurfes wird zudem deutlich, dass der Gesetzgeber als Zielgruppe insbesondere auch die Patienten im Blick hatte, die bereits zum Zeitpunkt des Erlasses eine Sondergenehmigung nach § 3 Abs. 2 BtMG inne hatten. Vgl. Ausführungen zu den Kosten in BT Dr. 18/8965: »Wird die am 5. April 2016 bestehende Zahl von Ausnahmeerlaubnissen des BfArM für 647 Patientinnen und Patienten zugrunde gelegt, ergäben sich Kosten für die GKV [...]« (S. 16, 5. Abs.); »Für Bürgerinnen und Bürger, die eine medizinische Therapie mit weiteren Cannabisarzneimitteln benötigen, entfällt zukünftig die bisherige eigene Kostentragung für getrocknete Cannabisblüten und Cannabisextrakte nach Maßgabe der zukünftigen Erstattungsregelungen des SGB V« (S. 16, 6. Abs.). Diese Gruppe war Ende 2016 auf über 1100 Patienten angewachsen, die so unterschiedliche Krankheitsbilder wie schwere chronische Schmerzen,

Depression, Darmerkrankungen, Spastiken, das Tourette-Syndrom oder Epilepsien aufwiesen.

Bei der Anhörung des Gesetzentwurfes im Gesundheitsausschuss des Deutschen Bundestages spielte zudem die Frage der Genehmigung einer Erstverordnung durch die gesetzlichen Krankenkassen eine wichtige Rolle. Einige Experten äußerten die Befürchtung, dass die Gesetzliche Krankenversicherung die Genehmigungserfordernis nutzen könnte, die geplante Regelung zu unterlaufen (vergleiche Wortprotokoll der 87. Sitzung des Ausschusses für Gesundheit am 21. September 2016).

Der Gesetzgeber strich die Genehmigungserfordernisse zwar nicht, ergänzte den vorgelegten Wortlaut aber um die Regelung, dass eine ärztlich verordnete Behandlung mit medizinischem Cannabis nur abgelehnt werden darf, wenn ein begründeter Ausnahmefall vorliegt. Nach der Beschlussempfehlung des Gesundheitsausschusses, soll durch den Abs. 6 S. 2 so »(…) die Versorgung von Versicherten mit schwerwiegenden Erkrankungen durch den Anspruch auf Cannabis nach S. 1 verbessert werden. Die Genehmigungsanträge bei der Erstversorgung der Leistung sind daher nur in begründeten Ausnahmefällen von der Krankenkasse abzulehnen. Damit wird auch der Bedeutung der Therapiehoheit des Vertragsarztes oder der Vertragsärztin Rechnung getragen« (BT Dr. 18/10902).

Auf die Antragstellerin angewandt ist festzuhalten: Sie hat einen festgestellten Grad der Behinderung von 80 und ist seit 12 Jahren in ärztlicher Dauerbehandlung, erfüllt daher sogar die im Gesetzgebungsverfahren eher als zu streng empfundenen Voraussetzungen. Eine ärztliche Verordnung für getrocknete Cannabisblüten liegt vor. In den ärztlichen Stellungnahmen ist festgehalten, dass die Antragstellerin ein breites Spektrum unterschiedlicher Behandlungsansätze durchlaufen hat, diese aber jeweils wegen unzumutbar starker Nebenwirkungen oder Wirkungslosigkeit der Behandlungen nicht sinnvoll fortführen konnte. Die begründete Annahme des behandelnden Arztes, dass eine Therapie mit medizinischem Cannabis indiziert sei, konnte auch durch den Vortrag der Antragsgegnerin nicht erschüttert werden. Die Antragsgegnerin verweist nur pauschal auf die fachärztliche Therapie bei einem Rheumatologen und Schmerztherapeuten, verkennt jedoch dabei, dass diese Therapie schon jahrelang erfolgt ist.

Vor allem begründet die Antragsgegnerin aber auch nicht, worin sie im Fall der Antragstellerin die Ausnahme begründet sieht, die eine Abweichung von der Regel, die ärztliche Therapiehoheit zu respektieren und die Verordnung von Cannabis zu genehmigen, legitimieren könnte.

Da bereits spürbar positive Auswirkungen durch die Behandlung mit medizinischem Cannabis festzustellen sind, besteht jedenfalls auch weiterhin eine nicht ganz entfernt liegende Aussicht auf eine spürbare positive Einwirkung auf den Krankheitsverlauf oder auf schwerwiegende Symptome, wie es Nr. 2 der Vorschrift fordert. Durch die Behandlung mit medizinischem Cannabis kann die Antragstellerin, durch eine erhebliche Verringerung der Schmerzen, deutlich besser schlafen, was nicht nur einer deutlichen Verbesserung ihrer psychischen Konstitution geführt hat, sondern auch das Auftreten von Schüben verringert hat. Auch ist durch die Behandlung mit medizinischem Cannabis festzustellen, dass die Steifheit am Morgen deutlich verringert ist, da die Einnahme von Cannabis auch eine entzündungshemmende Wirkung hat.

Nach alledem steht der Antragstellerin ein Anspruch auf Übernahme der Kosten der Therapie mit medizinischem Cannabis zu. Die Anordnungsgegnerin ist daher grundsätzlich zu verpflichten, die begehrte Leistung zu erbringen.

Zum Kapitel »Möglichkeiten der Einnahme von Cannabisprodukten«

Bei der oralen Aufnahme von THC können zur Herstellung von natürlichen Cannabiszubereitungen pro Einzeldosis etwa 0,05 bis 0,1 Gramm Cannabiskraut beziehungsweise Haschisch verwendet werden. Anfänger beginnen mit noch kleineren Dosen, beispielsweise 10 bis 20 Milligramm, die dann langsam täglich gesteigert werden können. Dazu sollte eine Feinwaage bzw. Briefwaage verwendet werden.

In unverarbeiteten Cannabisblüten liegen die Cannabinoide überwiegend als Carboxylsäuren vor – in unseren Breiten zu mehr als 90 Prozent. Zur Umwandlung der THC-Carboxylsäuren (THCA) in das phenolische THC eignet sich vor allem die Erhitzung des Pflanzenmaterials. Je höher die Temperaturen, desto kürzer ist der Zeitraum für eine optimale Decarboxylierung.

Um eine vollständige Decarboxylierung zu erzielen, werden je nach Temperatur unterschiedliche Zeiten benötigt. Nach einer Untersuchung an der Universität von Mississippi aus dem Jahr 2016 wurde bei einer Temperatur von 100 °C eine vollständige Decarboxylierung frühestens nach 60 Minuten, bei 110 °C frühestens nach 30 Minuten, bei 130 °C frühestens nach 9 Minuten und bei 145 °C frühestens nach 6 Minuten erzielt.

Da die Cannabisblüten immer noch etwas Restfeuchte enthalten (6 bis 8 Prozent), sollte die reale Zeit etwas ausgedehnt werden, also beispielsweise eine Erhitzung von 15 bis 20 Minuten auf 130–140 °C oder von 30 Minuten auf 120 °C. Diese Erhitzung kann auf einem Backblech in einem vorgeheizten Backofen erfolgen. Man kann dann das Material herausnehmen, zerkleinern und eine kleine Menge für den aktuellen Tagesbedarf abtrennen. Der Rest kann dann im Kühlschrank gelagert werden, sodass man täglich etwas davon nehmen kann.

Das Material kann viele Wochen ohne großen Wirkstoffverlust im Kühlschrank gelagert werden. Bei längerer Lagerung nimmt der THC-Gehalt ab. Um eine bakterielle Verunreinigung zu vermeiden, sollte das Material immer mit einem Löffelchen entnommen werden und nicht mit den bloßen Fingern.

Grundsätzlich gibt es drei mögliche Fehlerquellen bei der Decarboxylierung von Cannabinoiden. Neben einer zu kurzen Erhitzung mit unvollständiger Decarboxylierung und zu langer Erhitzung mit Oxidation der Cannabinoide zu unwirksamen Produkten besteht die Möglichkeit, dass Cannabinoide ungewollt verdampfen und sich verflüchtigen. Die Verdampfung von THC beginnt bei 157 °C. So wurde in einer Untersuchung die höchste Konzentration von phenolischem THC bei einer Temperatur von 145 °C nach 7 Minuten erzielt, nach 40-minütiger Erhitzung auf diese Temperatur war jedoch die Hälfte des phenolischen THC weiter abgebaut.

Grundsätzlich gilt: So lange wie nötig erhitzen, aber auch nicht länger als unbedingt nötig.

Da der Wirkstoff THC nicht wasserlöslich ist, sollten die Cannabiszubereitungen außerdem etwas Fett enthalten. Ein Stück Butter oder etwas Sahne sind dabei schon ausreichend. Grundsätzlich können Cannabiskraut und Haschisch zu allen Lebensmitteln gegeben werden. Allerdings haben Cannabispräparate einen typischen und sehr intensiven Geschmack, der nicht von jedem geliebt wird. Aus diesem Grund werden Cannabiszubereitungen häufig mit anderen aromatischen Zutaten wie zum Beispiel Kräutern und Gewürzen kombiniert.

Gerade zu Beginn einer Behandlung mit Cannabis kann es hilfreich sein, wenn man haltbare Zubereitungen wie beispielsweise Plätzchen herstellt. Schnell wird man herausfinden, wie viele Plätzchen der optimalen Dosierung entsprechen, die man dann bis zum Verbrauch des Vorrates beibehalten kann. Einige Anregungen und Rezepte zur Herstellung von Cannabisfetten, Getränken und Gebäck werden im Folgenden vorgestellt:

Vorbereitung von Cannabiskraut für Kaltspeisen

Cannabiskraut kann auch in Form von kalten Speisen wie zum Beispiel Joghurt oder Müsli eingenommen werden. Dazu muss es jedoch zuvor im Backofen decarboxyliert werden. Anschließend kann das Cannabiskraut gehackt oder gemahlen und zu einer beliebigen Kaltspeise gegeben werden.

Fette und Öle

Um die Cannabinoide vor dem Verdampfen zu schützen, kann Cannabiskraut beziehungsweise Haschisch zerbröselt und in zerlassenem Fett aufgelöst werden. Das THC hält sich dann eher im Fett auf und entweicht nicht so schnell. Wenn möglich sollten Fette beziehungsweise Öle mit einem hohen Siedepunkt wie beispielsweise Palmin oder Biskin der Verwendung von Butter vorgezogen werden.

Die Herstellung von **Cannabisfetten beziehungsweise Cannabisölen** ist relativ einfach. Zunächst erhitzt man das Fett in einer Pfanne. Ob das Fett heiß genug ist, kann man leicht ermitteln, indem man den Stiel eines Kochlöffels in das Fett hält. Bilden sich am Stiel Blasen, so ist die richtige Temperatur erreicht. Falls ein Frittierthermometer zur Hand ist, sollte das Fett bis zu einer Temperatur von 175 bis 190 °C erhitzt werden. Dann kann man das zerbröselte beziehungsweise gehackte Cannabis zu dem heißen Fett geben.

Dabei sollte man darauf achten, dass kein Fett spritzt. Das Cannabisfett sollte bei der oben angegebenen Temperatur noch etwa 5 bis 10 Minuten auf dem Herd verweilen. Möchte man eine Cannabisbutter herstellen, so sollte man die Zeit um etwa 5 Minuten verlängern, da Butter bereits bei 150 °C siedet. Dieses Cannabisfett oder Cannabisöl kann dann beispielsweise in Joghurt oder Kakaomilch gegeben werden.

Auch Pflanzenteile mit geringem THC-Gehalt können für die Herstellung von **Cannabisbutter** verwendet werden. Dazu benötigt man: 200 bis 500 Gramm Cannabis-Reste (Blätter, Stängel, männliche Pflanzen), 500 Gramm Butter, 1 Liter Wasser. Von den getrockneten Pflanzen grob die Blüten abschneiden und für andere Zubereitungen zur Seite legen. Den Stamm wegwerfen. Den Rest der Pflanze in kleine Stücke schneiden und in den Topf geben.

Butter hinzugeben und mit Wasser auffüllen. 6 bis 12 Stunden köcheln lassen. Zwischendurch mit Wasser auffüllen. Anschließend durch ein Sieb gießen. Das Butter-Wasser-Gemisch in den Kühlschrank stellen. Am nächsten Tag aus der fest gewordenen Butter ein Stück herausschneiden und das Wasser darunter abgießen. Die Butter kann zum Backen von Keksen oder zur Herstellung von Knoblauchbutter oder ähnlichem verwendet werden.

Getränke

Der Einnahme von Cannabis in Form von Getränken sind eigentlich keine Grenzen gesetzt. Man sollte allerdings auch bei der Zubereitung von Cannabisgetränken darauf achten, dass sie etwas Fett enthalten. THC kann zwar mit Wasser ausgekocht werden, es schwimmt jedoch dann an der Oberfläche und bleibt beim Trinken an der Gefäßwand kleben.

Bei der Zubereitung einer **Kakaomilch oder Honigmilch** kann man zum Beispiel das Kraut beziehungsweise Haschisch in etwas Butter erhitzen, wenige Tropfen Sahne zugeben und unter Rühren mit Milch aufgießen. Dann einige Minuten köcheln lassen. Anschließend kann dies nach Belieben mit Kakao oder Honig versetzt werden. Darüber hinaus könnte die Cannabismilch auch zur Herstellung eines Milchkaffees benutzt werden.

Von vielen Patienten wird die Cannabiseinnahme in Form von Tee bevorzugt. Bei Teesorten, die nur kurz ziehen müssen, sollte der Tee separat zubereitet werden. Anschließend kann der Aufguss dann mit Cannabis und Milch beziehungsweise Sahne versetzt werden. Damit der Tee nicht so schnell abkühlt und zur Erhöhung der THC-Ausbeute, kann man das Kraut beziehungsweise Haschisch vor der Zugabe kurz in der Milch beziehungsweise Sahne erhitzen. Teesorten, die lange ziehen müssen, können zusammen mit dem Cannabis aufgekocht und anschließend mit Milch oder Sahne versetzt werden.

Gebäck

Grundsätzlich kann man bei der Herstellung von Cannabisgebäck auf jedes Backrezept zurückgreifen. Häufig werden jedoch weihnachtliche Gebäcke vorgezogen, da die darin enthaltenen Gewürze vom typischen Cannabisgeschmack ablenken.

Damit das Cannabis sich gleichmäßig im Teig verteilen kann, ist es ratsam, das Kraut zuvor sehr klein zu hacken oder zu mahlen beziehungsweise das Haschisch zu zerbröseln. Große Haschischmengen können dazu kurz im Backofen erwärmt werden, bei kleineren Mengen reicht oft die Flamme eines Feuerzeuges aus.

Die meisten Rezepte verwenden Haschisch als Zutat. Hat man Cannabiskraut zur Verfügung, so kann es ratsam sein, zunächst eine Cannabisbutter herzustellen und diese zu verwenden.

Als Anregung werden im Folgenden einige Rezepte vorgestellt:

Spritzgebäck

Zutaten für etwa 50 Stück:
300 Gramm Mehl
200 Gramm Butter
2 Gramm Haschisch (pro Stück etwa 0,04 Gramm THC)
100 Gramm Puderzucker
1 Prise Salz
1 Paket Vanillezucker
1 Ei
abgeriebene Schale von ½ Zitrone

100 Gramm Butter erhitzen. Das Haschisch erwärmen, anschließend zerbröseln und in der flüssigen Butter möglichst fein auflösen. Mit der restlichen Butter schaumig verrühren. Den Puderzucker, das Salz, den Vanillezucker, die abgeriebene Zitronenschale und das Ei auf höchster Stufe unterrühren. Nun auf niedrigster Stufe Mehl hinzufügen und gut verrühren. Teig ca. 1 Stunde kühl stellen. Den Backofen auf 200 °C vorheizen. Den Teig in eine Gebäckpresse füllen und auf mit Backpapier ausgelegte Bleche aufspritzen. Im vorgeheizten Backofen auf mittlerer Schiene etwa 13 Minuten backen. Nach dem Erkalten der Plätzchen können diese nach Belieben mit Schokolade oder ähnlichem verziert werden.

Brownies

Zutaten für etwa 30 Stück:
120 Gramm Zartbitterschokolade
230 Gramm Butter
3 Gramm Haschisch (pro Stück etwa 0,1 Gramm THC)
430 Gramm Zucker
3 Eier
140 Gramm Mehl
1 Paket Vanillezucker
½ Teelöffel Salz
½ Teelöffel Backpulver
150 Gramm gehackte Walnüsse oder gehackte Mandeln

Zum Garnieren:
Schokoladenglasur oder Zuckerguss
Walnusshälften oder halbierte Mandeln

Die Schokolade im Wasserbad schmelzen. Die Butter schmelzen. Das Haschisch erwärmen, anschließend zerbröseln und in der flüssigen Butter möglichst fein auflösen. Topf vom Herd nehmen und Butter mit Zucker, Eiern, Vanillezucker und Salz verrühren. Nach und nach die flüssige Schokolade hinzugeben. Das Mehl mit dem Backpulver und den Nüssen vermischen und ebenfalls unterrühren.
Die Masse auf ein mit Backpapier ausgelegtes Backblech streichen (ca. 36 x 30 Zentimeter). Auf mittlerer Schiene in den kalten Backofen schieben und bei 200 °C etwa 25 Minuten backen. Die Glasur schmelzen und das ausgekühlte Gebäck mit dem Schokoladenguss überziehen. Abschließend in etwa 30 gleich große Stücke teilen und jeweils mit einer halben Nuss belegen.

Zimtkekse

Zutaten für etwa 50 Stück:
150 Gramm Butter
2 Gramm Haschisch (pro Stück ca. 0,04 Gramm THC)
150 Gramm Zucker
2 Prisen Salz
2 Prisen Zimtpulver
1 Ei
265 Gramm Mehl

50 Gramm Butter erhitzen. Das Haschisch erwärmen, anschließend zerbröseln und in der flüssigen Butter möglichst fein auflösen. Dann mit der restlichen Butter verkneten. Zucker, Salz, Zimt und Ei hinzufügen und alles verrühren, aber nicht schaumig schlagen. Zum Schluss das Mehl einkneten. Den Teig zugedeckt 1 Stunde kühl stellen. Den Backofen auf 200 °C vorheizen. Den Teig auf einer bemehlten Fläche etwa 4 Millimeter dick ausrollen und mit einem runden Ausstecher beziehungsweise einem kleinen Glas von 6 Zentimeter Durchmesser Plätzchen ausstechen. Diese auf einem mit Backpapier ausgelegten Blech im vorgeheizten Ofen auf mittlerer Schiene etwa 10 Minuten backen.

Käseplätzchen

Zutaten für etwa 40 Stück:
250 Gramm Mehl
150 Gramm Butter
4 Gramm Haschisch (pro Stück etwa 0,1 Gramm THC)
1 Ei
100 Gramm geriebener Emmentaler
100 Gramm geriebener Parmesan
Salz
Muskat

Zum Garnieren:
2 Eigelb
1 Esslöffel Sahne
Kümmel
Sesamkörner
Mohn

50 Gramm Butter schmelzen. Das Haschisch erwärmen, anschließend zerbröseln und in der flüssigen Butter möglichst fein auflösen. Dann mit der restlichen Butter verkneten, anschließend das Ei, den Käse, das Mehl und die Gewürze unterkneten. Den Teig 30 Minuten kühl stellen. Backofen auf 200 °C vorheizen. Dann den Teig auf einer bemehlten Arbeitsfläche etwa 3 Millimeter dick ausrollen. Anschließend runde Plätzchen ausstechen. Diese auf ein mit Backpapier ausgelegtes Blech legen. Eigelb mit Sahne verquirlen, die Plätzchen damit bestreichen und mit Sesam, Mohn und Kümmel bestreuen und etwa 10 Minuten auf mittlerer Schiene backen.

Mohn- und Sesamstangen

Zutaten für etwa 30 Stück:

125 Gramm Butter
3 Gramm sehr fein gehacktes Cannabiskraut (pro Stück etwa 0,1 Gramm THC)
etwas Pfeffer und Paprika
$^1/_2$ Teelöffel Salz
50 Milliliter Sahne oder Crème fraîche
200 Gramm Mehl

Zum Bestreuen:
Mohn und Sesam

75 Gramm Butter schmelzen und das fein gehackte Gras kurz darin anschwitzen. Zur restlichen Butter in eine Rührschüssel geben und mit den Gewürzen und der Sahne beziehungsweise der Crème fraîche verrühren. Zum Schluss das Mehl unterkneten. Den Teig 30 Minuten kühl stellen. Den Backofen auf 180 °C vorheizen. Den Teig auf einer bemehlten Fläche etwa $^1/_2$ Zentimeter dick zu einem Rechteck ausrollen. In 1,5 Zentimeter breite Streifen schneiden. Mit Wasser bestreichen und mit Sesam und Mohn bestreuen. Auf ein mit Backpapier ausgelegtes Backblech legen und im vorgeheizten Ofen auf mittlerer Schiene 10 bis 12 Minuten backen.

Zum Kapitel »Cannabis, Fahrtüchtigkeit und Fahreignung«

Auszug aus dem Straßenverkehrsgesetz § 24 a 0,5 Promille-Grenze

1. Ordnungswidrig handelt, wer im Straßenverkehr ein Kraftfahrzeug führt, obwohl er 0,25 mg/l oder mehr Alkohol in der Atemluft oder 0,5 Promille oder mehr Alkohol im Blut oder eine Alkoholmenge im Körper hat, die zu einer solchen Atem- oder Blut alkoholkonzentration führt.
2. Ordnungswidrig handelt, wer unter der Wirkung eines in der Anlage zu dieser Vorschrift genannten berauschenden Mittels im Straßenverkehr ein Kraftfahrzeug führt. Eine solche Wirkung liegt vor, wenn eine in dieser Anlage genannte Substanz im Blut nachgewiesen wird. Satz 1 gilt nicht, wenn die Substanz aus der bestimmungsgemäßen Einnahme eines für einen konkreten Krankheitsfall verschriebenen Arzneimittels herrührt.
3. Ordnungswidrig handelt auch, wer die Tat fahrlässig begeht.
4. Die Ordnungswidrigkeit kann mit einer Geldbuße bis zu 1500 Euro geahndet werden.
5. Das Bundesministerium für Verkehr, Bau- und Wohnungswesen wird ermächtigt, durch Rechtsverordnung im Einvernehmen mit dem Bundesministerium für Gesundheit und Soziale Sicherung und dem Bundesministerium der Justiz mit Zustimmung

des Bundesrates die Liste der berauschenden Mittel und Substanzen in der Anlage zu dieser Vorschrift zu ändern oder zu ergänzen, wenn dies nach wissenschaftlicher Erkenntnis im Hinblick auf die Sicherheit des Straßenverkehrs erforderlich ist.

Begutachtungs-Leitlinien zur Kraftfahrereignung, Auszug aus den Leitsätzen

»Wer Betäubungsmittel im Sinne des Betäubungsmittelgesetzes (BtMG) nimmt oder von ihnen abhängig ist, ist nicht in der Lage, den gestellten Anforderungen zum Führen von Kraftfahrzeugen beider Gruppen gerecht zu werden. Dies gilt nicht, wenn die Substanz aus der bestimmungsgemäßen Einnahme eines für einen konkreten Krankheitsfall verschriebenen Arzneimittels herrührt.

Wer regelmäßig (täglich oder gewohnheitsmäßig) Cannabis konsumiert, ist in der Regel nicht in der Lage, den gestellten Anforderungen zum Führen von Kraftfahrzeugen beider Gruppen gerecht zu werden. Ausnahmen sind nur in seltenen Fällen möglich, wenn eine hohe Wahrscheinlichkeit gegeben ist, dass Konsum und Fahren getrennt werden und wenn keine Leistungsmängel vorliegen.

Wer gelegentlich Cannabis konsumiert, ist in der Lage, den gestellten Anforderungen zum Führen von Kraftfahrzeugen beider Gruppen gerecht zu werden, wenn er Konsum und Fahren trennen kann, wenn kein zusätzlicher Gebrauch von Alkohol oder anderen psychoaktiv wirkenden Stoffen und wenn keine Störung der Persönlichkeit und kein Kontrollverlust vorliegen.

Wer von anderen psychoaktiv wirkenden Stoffen, z.B. Tranquilizern, bestimmten Psychostimulanzien, verwandten Verbindungen beziehungsweise deren Kombinationen (Polytoxikomanie), abhängig ist, wird den gestellten Anforderungen beim Führen von Kraftfahrzeugen nicht gerecht (...).

Wer, ohne abhängig zu sein, missbräuchlich oder regelmäßig Stoffe der oben genannten Art zu sich nimmt, die die körperlich-geistige (psychische) Leistungsfähigkeit eines Kraftfahrers ständig unter das erforderliche Maß herabsetzen oder die durch den besonderen Wirkungsablauf jederzeit unvorhersehbar und plötzlich seine Leistungsfähigkeit oder seine Fähigkeit zu verantwortlichen Entscheidungen (wie den Verzicht auf die motorisierte Verkehrsteilnahme) vorübergehend beeinträchtigen können, ist nicht in der Lage, den gestellten Anforderungen zum Führen von Kraftfahrzeugen beider Gruppen gerecht zu werden.

Sind die Voraussetzungen zum Führen von Kraftfahrzeugen ausgeschlossen, so können sie nur dann wieder als gegeben angesehen werden, wenn der Nachweis geführt wird, dass kein Konsum mehr besteht. Bei Abhängigkeit ist in der Regel eine erfolgreiche Entwöhnungsbehandlung zu fordern, die stationär oder im Rahmen anderer Einrichtungen für Suchtkranke erfolgen kann.

Nach der Entgiftungs- und Entwöhnungszeit ist in der Regel eine einjährige Abstinenz durch ärztliche Untersuchungen nachzuweisen (auf der Basis von mindestens vier unvorhersehbar anberaumten Laboruntersuchungen innerhalb dieser Jahresfrist in unregelmäßigen Abständen). Zur Überprüfung der Angaben über angebliche »Suchtstofffreiheit« können insbesondere bei einer Reihe von Pharmaka und Betäubungsmitteln auch Haare in die Analytik einbezogen werden (unter Umständen abschnittsweise).«

Abkürzungsverzeichnis

11-OH-THC	11-Hydroxy-Tetrahydrocannabinol (THC-Abbauprodukt)
Delta-9-THC	Delta-9-Tetrahydrocannabinol
ACM	Arbeitsgemeinschaft Cannabis als Medizin
ADHS	Aufmerksamkeitsdefizit-/Hyperaktivitätsstörung
BfArM	Bundesinstitut für Arzneimittel und Medizinprodukte
BtMG	Betäubungsmittelgesetz
CBD	Cannabidiol
IACM	International Association for Cannabinoid Medicines
MS	Multiple Sklerose
SGB V	Fünftes Sozialgesetzbuch
THC	Tetrahydrocannabinol
THC-COOH	11-nor-9-Carboxy-Tetrahydrocannabinol (THC-Abbauprodukt)

Definitionen und Erläuterungen

Canemes® ist ein in Deutschland zugelassenes Präparat mit dem Wirkstoff Nabilon, das ähnlich wie THC wirkt.

Cannabidiol (CBD) ist das zweitwichtigste Cannabinoid der Hanfpflanze. Es kommt in großen Konzentrationen im Faserhanf vor. CBD wirkt der berauschenden Wirkung des THC entgegen und besitzt eine Vielzahl medizinisch relevanter Wirkungen.

Cannabinoide sind die charakteristischen Inhaltsstoffe der Hanfpflanze. Bis heute wurden mehr als 120 verschiedene Cannabinoide gefunden. Das medizinisch wichtigste Cannabinoid ist das THC bzw. Dronabinol, das zweitwichtigste das Cannabidiol (CBD).

Cannabinoid-Rezeptoren sind spezifische Bindungsstellen auf oder in Körperzellen nahezu aller Organe und Gewebe (Gehirn, Immunsystem, Magen-Darm-Trakt, Knochen, Haut, Muskulatur etc.), an die Endocannabinoide und einige pflanzliche Cannabinoide, darunter THC, CBD und CBC (Cannabichromen) binden und dadurch bestimmte Reaktionen auslösen können.

Cannabis sativa L. (*Cannabis sativa* Linné), kurz Cannabis, ist der lateinische Name für die Hanfpflanze. Sie gehört zur Ordnung der brennnesselartigen Gewächse. Zusammen mit der Gattung *Humulus* (Hopfen) gehört Cannabis zur Familie der Cannabidaceae (Cannabisartigen). THC-arme Hanfsorten werden gelegentlich Faserhanf genannt und dürfen in vielen Ländern der Erde, darunter in Deutschland, Österreich und der Schweiz angebaut werden. THC-reiche Hanfsorten können Drogenhanf genannt werden. Im medizinischen Kontext wird oft von Medizinalcannabisblüten gesprochen.

Delta-9-Tetrahydrocannabinol ist der pharmakologisch wichtigste Cannabis-Inhaltsstoff, kurz: THC oder Delta-9-THC. Er ist sowohl für den charakteristischen Cannabisrausch als auch für viele medizinische Wirkungen verantwortlich. Ein anderer Name ist Dronabinol.

Dronabinol ist der internationale Freiname (INN) für das natürlich in der Hanfpflanze vorkommende phenolische THC. Seit 1998 darf Dronabinol in Deutschland auf einem Betäubungsmittelrezept verschrieben werden. Auch in Österreich und der Schweiz darf Dronabinol vom Arzt verschrieben werden. In der Schweiz ist dazu allerdings eine Sonderbewilligung durch die Gesundheitsbehörden erforderlich, so dass es nur sehr selten verwendet wird. Im deutschen Sprachraum kommt zurzeit entweder ein Dronabinol-Präparat aus den USA zur Anwendung (Marinol®) oder Dronabinol der deutschen Firmen Bionorica und THC Pharm.

Endocannabinoide sind Substanzen, die vom Körper selbst gebildet werden. Sie sind natürliche Botenstoffe des Körpers. Ihre Wirkung beruht unter anderem auf der Bindung an Cannabinoid-Rezeptoren. Verschiedene Endocannabinoide besitzen jedoch auch andere Wirkmechanismen und binden beispielsweise an Vanilloid-Rezeptoren.

Hanf ist eine grüne, im Allgemeinen einjährige Pflanze (lateinisch: Cannabis sativa L.). Je nach Hanfsorte und in Abhängigkeit vom jeweiligen THC-Gehalt unterscheidet man zwischen Faser- und Drogenhanf, bzw. Faserhanf und Cannabisblüten.

Haschisch (= Cannabisharz) wird das von entsprechenden Drüsen abgegebene Harz der Hanfpflanze genannt. Es ist besonders reich an THC mit Konzentrationen von 3 bis 25 Prozent. Haschisch wird oft zu Platten gepresst. Einige Haschischsorten enthalten auch vergleichsweise hohe CBD-Konzentrationen. Die Verwendung von Haschisch hat in den vergangenen Jahren im deutschen Sprachraum deutlich abgenommen, da Cannabisprodukte nicht mehr so häufig aus den Haschisch-Produktionsländern (Marokko, Libanon, Türkei, Afghanistan) importiert werden.

Marihuana (= Cannabiskraut) besteht aus getrockneten Blüten und Blättern des Drogenhanfes. Die Pflanzenteile werden wie Tee getrocknet und gegebenenfalls fermentiert. Der THC-Gehalt beträgt zwischen 1 und 25 Prozent. Im deutschen Sprachraum wird mittlerweile vor allem der Begriff Cannabisblüten verwendet, und der Begriff Marihuana hat einen negativen Beigeschmack bekommen.

Marinol® ist ein synthetisches Dronabinol-Präparat in Kapselform, das von der Firma Solvay Pharmaceuticals hergestellt wird. Marinol® darf von deutschen Apotheken aus den USA importiert werden.

Nabilon ist ein synthetischer THC-Abkömmling, der seit Januar 2017 in Deutschland zur Behandlung von Nebenwirkungen einer Krebschemotherapie zugelassen ist. Er wird unter dem Namen Canemes® vermarktet. Ein Milligramm Nabilon wirkt etwa so stark wie 7 bis 8 MilligrammTHC.

Sativex® ist ein alkoholischer Cannabisextrakt, der von dem britischen Unternehmen GW Pharmaceuticals hergestellt und von dem Unternehmen Almirall in Deutschland und Österreich vermarktet wird. Es kann in Deutschland und Österreich zu Lasten der Krankenkassen bei Spastik von erwachsenen multiple-Sklerose-Patienten verschrieben werden. Sativex® enthält THC und Cannabidiol (CBD) in einem Verhältnis von etwa 1:1.

THC ist die Abkürzung für Tetrahydrocannabinol, wobei meistens das in der Pflanze natürlich vorkommende phenolische Delta-9-THC, das auch Dronabinol genannt wird, gemeint ist. Die ebenfalls in der Hanfpflanze vorkommenden 2 THC-Carboxylsäuren (THCA) können durch Erhitzung (Rauchen, Vaporisieren, Backen) in die medizinisch bedeutendere phenolische Form (THC, Dronabinol) umgewandelt werden.

Weiterführende Literatur

Müller-Vahl K., Grotenhermen F. (Hrsg.): Cannabis und Cannabinoide in der Medizin. Berlin: Medizinisch Wissenschaftliche Verlagsgesellschaft, 2019.
Grotenhermen F., Häußermann K.: Cannabis: Verordnungshilfe für Ärzte. Stuttgart: Wissenschaftliche Verlagsgesellschaft, 2019 (3. erweiterte Aufl.).
Häußermann K., Grotenhermen F., Milz E.: Cannabis: Arbeitshilfe für die Apotheke. Stuttgart: Deutscher Apotheker Verlag, 2017 (2. erweiterte Aufl.).

Zu Rezepten für Cannabiszubereitungen

Gebhardt K.: Backen mit Hanf. Baden und München: AT Verlag, 2016.
Bobcat: Das Rauschkochbuch, Solothurn: Nachtschatten Verlag, 2000.

Zu Cannabidiol

Grotenhermen F.: Cannabidiol: Ein Cannabinoid mit Potenzial. Solothurn, Schweiz: Nachtschatten Verlag, 2017.
Grotenhermen F., Berger M., Gebhardt K.: Cannabidiol. Solothurn, Schweiz: Nachtschatten Verlag, 2015 (1. Aufl.), 2016 (2. erweiterte Aufl.).

Zu Cannabis gegen Krebs

Grotenhermen F.: Cannabis gegen Krebs: Der Stand der Wissenschaft und praktische Folgerungen für die Therapie. Solothurn, Schweiz: Nachtschatten Verlag, 2017.

Zum Wachstum und Anbau von Cannabis

Clarke R.C.: Hanf. Botanik, Anbau, Vermehrung, Züchtung. Baden und München: AT Verlag, 1997.
Cervantes J.: Marihuana Anbaugrundlagen. Solothurn (Schweiz): Nachtschatten Verlag, 2010.
Lizermann L.L.: Der Cannabis-Anbau: Alles über Botanik, Anbau, Vermehrung, Weiterverarbeitung und medizinische Anwendung sowie THC-Messverfahren. Solothurn (Schweiz): Nachtschatten Verlag, 2004 (1. Auflage.), 2010 (4. Auflage).

Zu rechtlichen Fragen

Die verschiedenen Gesetze (Betäubungsmittelgesetz, Straßenverkehrsgesetz, Strafgesetzbuch etc.) und Pressemitteilungen zu verschiedenen Urteilen und zum Teil die Urteile selbst finden sich im Internet auf den jeweiligen Seiten der entsprechenden Gerichte.

Im Internet finden sich auch Kommentare zu verschiedenen Fragestellungen, beispielsweise zur ärztlichen Schweigepflicht.

Adressen

Internetseiten der ACM und der IACM

Hier finden sich Informationen zu aktuellen politischen und rechtlichen Entwicklungen, neue Studien und Informationen. Es besteht die Möglichkeit, kostenlos die 14-tägig im Internet erscheinenden IACM-Informationen zu abonnieren.

IACM
Internationale Arbeitsgemeinschaft für Cannabinoidmedikamente e. V.
Bahnhofsallee 9
32839 Steinheim
Telefon: 05233-9539213
Fax: 05233-9537095
E-Mail: info@cannabis-med.org
Webseite: www.cannabis-med.org

ACM
Arbeitsgemeinschaft für Cannabis als Medizin e. V.
Bahnhofsallee 9
32839 Steinheim
Telefon: 05233-9537246
Fax: 05233-9537095
E-Mail: info@arbeitsgemeinschaft-cannabis-medizin.de
Webseite: www.arbeitsgemeinschaft-cannabis-medizin.de

Kontakt Schweiz

SACM, Schweizer Arbeitsgruppe für Cannabinoide in der Medizin
c/o Schw. Akademie der Pharm. Wissenschaften
Generalsekretariat
Frikartweg 9A
CH-3006 Bern
Webseite: www.stcm.ch

Kontakt Österreich

In Österreich gibt es ebenfalls eine Arbeitsgemeinschaft Cannabis als Medizin (CAM). CAM-Österreich, Webseite: www.cannabismedizin.at

Internetseite des Bundesinstituts für Arzneimittel und Medizinprodukte

Das BfArM bietet ebenfalls eine Suchfunktion und einen monatlichen Newsletter. Informationen zu den Möglichkeiten der medizinischen Verwendung von Cannabisprodukten in Deutschland finden sich hier: www.bfarm.de/DE/Bundesopiumstelle/Cannabis.

Bundesinstitut für Arzneimittel und Medizinprodukte
Kurt-Georg-Kiesinger-Allee 3
53175 Bonn
Telefon: +49 228–993070
E-Mail: btm@bfarm.de
Webseite: www.bfarm.de

Importeure von Medizinalcannabisblüten

Fagron GmbH & Co. KG
Von-Bronsart-Straße 12
22885 Barsbüttel
www.fagron.de

GECA Pharma GmbH
Eupener Str. 124
50933 Köln
www.geca-pharma.de

Spektrum Cannabis GmbH
Lanzstrase 20
68789 St. Leon-Rot (bei Heidelberg)
www.spektrum-cannabis.de
Aurora Deutschland GmbH
Wilhelmsdorfer Str. 98/99
10629 Berlin
www.auroramedicine.com

ACA Müller ADAG Pharma Vertriebs GmbH
Heilsbergstrase 27
78247 Hilzingen
www.aca-mueller-gmbh.de

Cannamedical Pharma GmbH
Im Mediapark 8
50670 Köln
www.cannamedical.de

CC Pharma GmbH
In den Feldern 2
54570 Densborn
www.cc-pharma.de

Pohl-Boskamp GmbH & Co. KG
Kieler Str. 11
25551 Hohenlockstedt
www.pohl-boskamp.de

Vertrieb von Cannabisblütenextrakten

Tilray (Hersteller der Cannabisextrakte TILRAY THC25 und TILRAY THC10/CBD10): www.tilray.ca

Aurora Deutschland GmbH (Hersteller des Cannabisextraktes Pedanios 5/1): www.auroramedicine.com

St.-Rochus-Apotheke (Herstellung verschiedener Cannabisextrakte aus in Deutschland verfügbaren Cannabisblüten zu günstigen Preisen)
sankt-rochus-apo.de

Bahnhof Apotheke Langnau
Dorfstrasse 2
CH-3550 Langnau im Emmental
www.panakeia.ch

Bezugsquellen für Dronabinol

Die Firmen THC Pharm aus Frankfurt (Telefon +49 69 65302222) und Delta 9 Pharma aus Neumarkt (Telefon +49 91 81-231350) stellen Dronabinol aus Faserhanf her. Dieses kann von Apotheken zur Herstellung von Kapseln oder Tropfen erworben werden.
Webseiten: www.thc-pharm.de und www.delta9pharma.de

Österreich

Canemes®:
AOP Orphan Pharmaceuticals AG
Wilhelminenstraße 91/IIf
1160 Wien, Österreich
+43 1 5037244-0
office@aoporphan.com

Dronabinol:
Bionorica ethics Österreich
Wien, Österreich
+43 1 2630882

Über den Autor

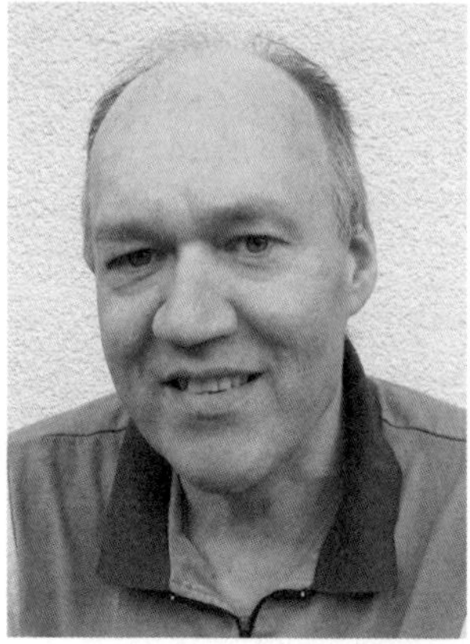

Dr. med. Franjo Grotenhermen

Dr. med. Franjo Grotenhermen absolvierte sein Studium der Medizin und promovierte zum Dr. med. in Köln. Seine Tätigkeitsfelder umfassten Innere Medizin, Chirurgie und Naturheilverfahren. Er betreibt eine ärztliche Praxis in Steinheim (Westfalen) mit dem Schwerpunkt Therapie mit Cannabis und Cannabinoiden. Grotenhermen ist Geschäftsführer der Arbeitsgemeinschaft Cannabis als Medizin e.V. (ACM), Geschäftsführer der Internationalen Arbeitsgemeinschaft für Cannabinoidmedikamente (IACM) und Autor der IACM-Informationen, die seit 20 Jahren 14-tägig in mehreren Sprachen auf der Internetseite der IACM erscheinen. Er ist Mitarbeiter des Kölner nova-Instituts in der Abteilung nachwachsende Rohstoffe und Autor einer Vielzahl von Artikeln und Büchern zum therapeutischen Potenzial der Hanfpflanze und der Cannabinoide, ihrer Pharmakologie und Toxikologie.

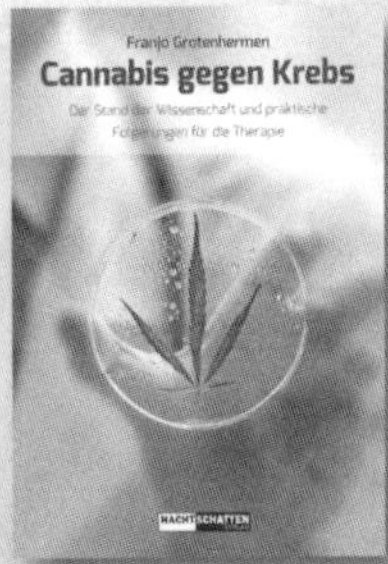

Franjo Grotenhermen

Cannabis gegen Krebs

Der Stand der Wissenschaft und praktische Folgerungen für die Therapie

Wissenschaftliche Studien haben gezeigt, dass die Hanfpflanze (Cannabis sativa L.) und viele Cannabisinhaltsstoffe krebshemmende Eigenschaften besitzen, darunter THC (Tetrahydrocannabinol) und CBD (Cannabidiol), aber auch einige weitere weniger bekannte Cannabinoide und Terpene.

ISBN 978-3-03788-516-1, 160 Seiten , 14,8 x 21 cm, Broschur

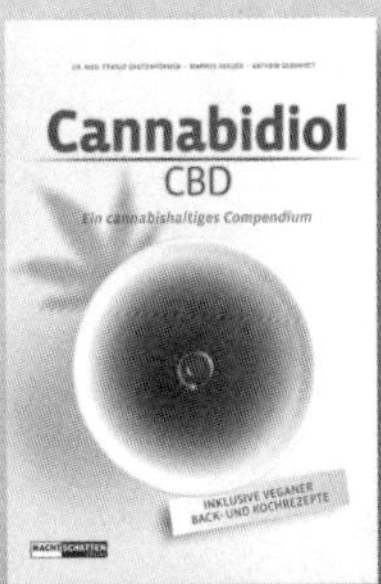

Franjo Grotenhermen, Markus Berger, K. Gebhardt

Cannabidiol CBD

Ein cannabishaltiges Compendium

Das Buch vermittelt den aktuellen Stand zum therapeutischen Potential von Cannabidiol (CBD) sowie seiner Verwendung in Theorie und Praxis.

ISBN 978-3-03788-369-3, 160 Seiten, 17x24,5cm, durchgehend 4-farbig, Hardcover

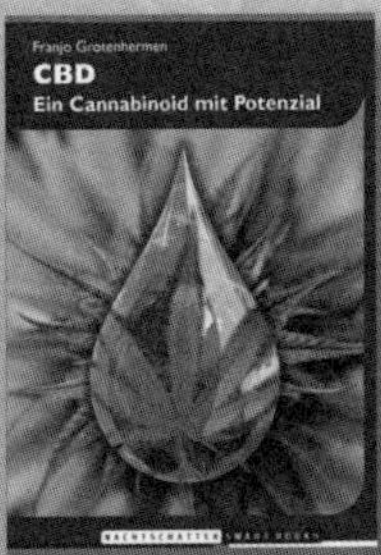

Franjo Grotenhermen

CBD

Ein Cannabinoid mit Potenzial

Dieses Smart-Book widmet sich dem nicht psychoaktiven Cannabinoid CBD (Cannabidiol) und informiert zuverlässig über den vielfältigen medizinischen Nutzen und die mögliche Anwendung dieses vielversprechenden Cannabiswirkstoffs.

ISBN 978-3-03788-537-6, ca. 120 Seiten, Format DIN A6, Broschur

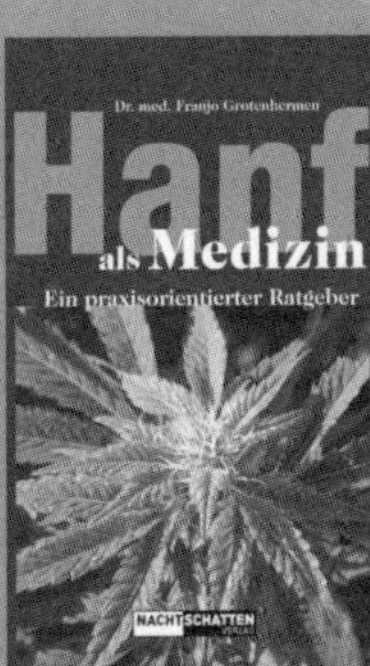

Franjo Grotenhermen

Hanf als Medizin

Ein praxisorientierter Ratgeber

Das Standardwerk des Cannabis-Experten Dr. Franjo Grotenhermen gibt umfassend und gut verständlich Auskunft über die Möglichkeiten der Behandlung mit Cannabis und dem Cannabiswirkstoff Dronabinol.

ISBN 978-3-03788-285-6, 216 Seiten, 14 x 22,5 cm, Broschur

NACHTSCHATTEN VERLAG

Nachtschatten Verlag AG

Kronengasse 11
CH-4500 Solothurn

www.nachtschattenverlag.ch
info@nachtschatten.ch

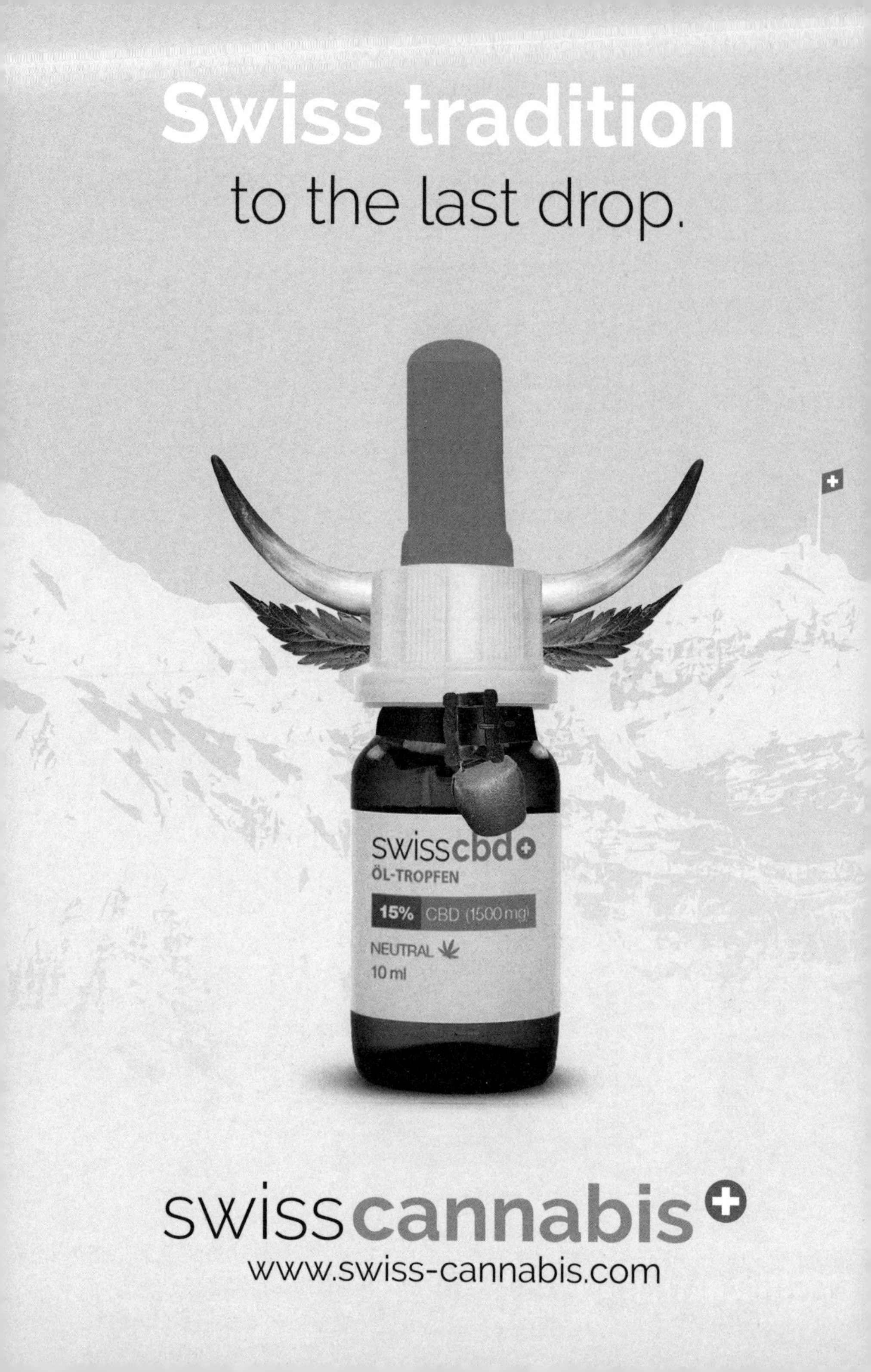
Swiss tradition
to the last drop.
swisscbd
ÖL-TROPFEN
15% CBD (1500 mg)
NEUTRAL
10 ml
swisscannabis
www.swiss-cannabis.com

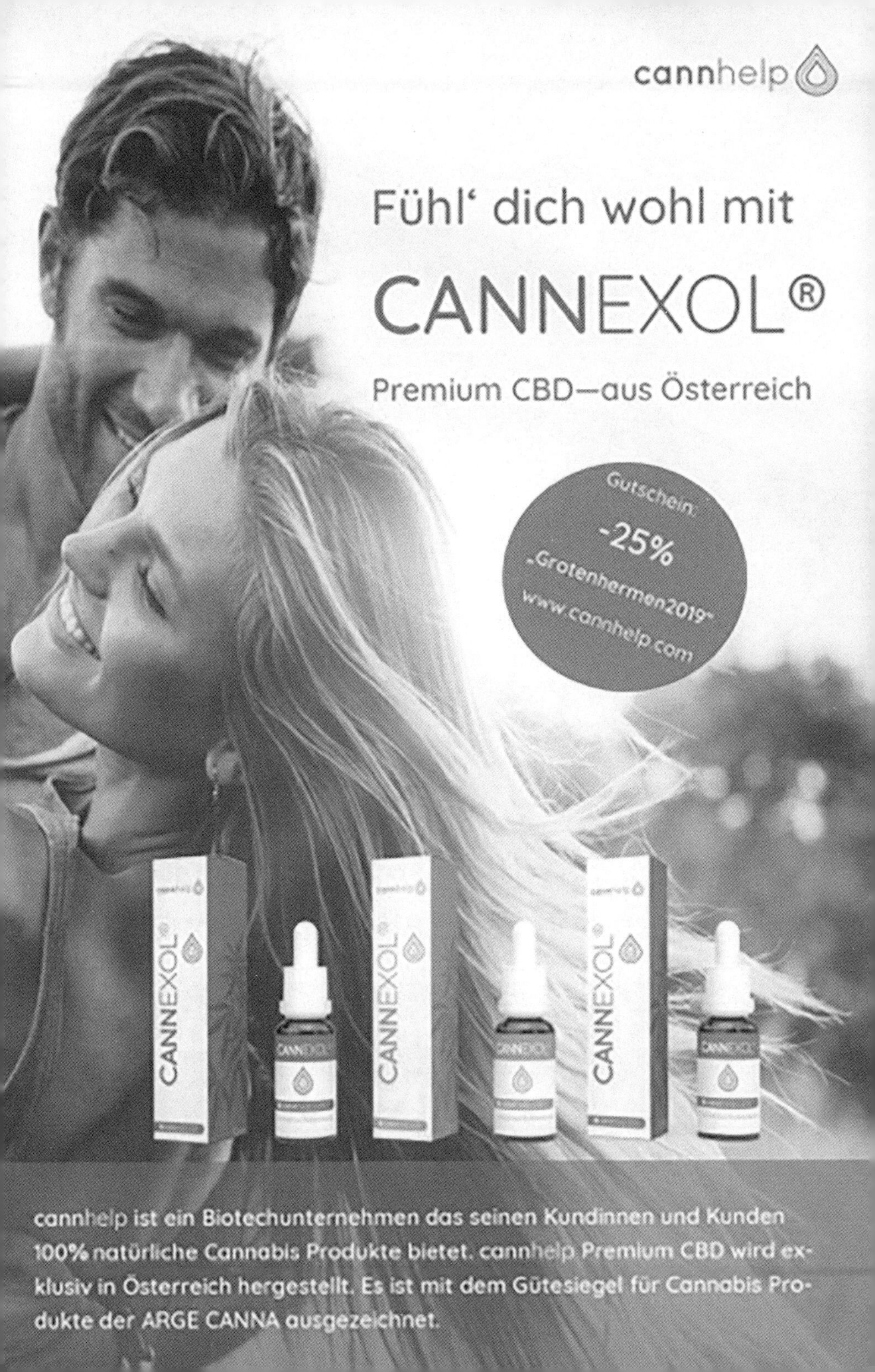
cannhelp
Fühl‘ dich wohl mit
CANNEXOL®
Premium CBD—aus Österreich
Gutschein:
-25%
„Grotenhermen2019“
www.cannhelp.com
CANNEXOL
cannhelp ist ein Biotechunternehmen das seinen Kundinnen und Kunden 100% natürliche Cannabis Produkte bietet. cannhelp Premium CBD wird exklusiv in Österreich hergestellt. Es ist mit dem Gütesiegel für Cannabis Produkte der ARGE CANNA ausgezeichnet.

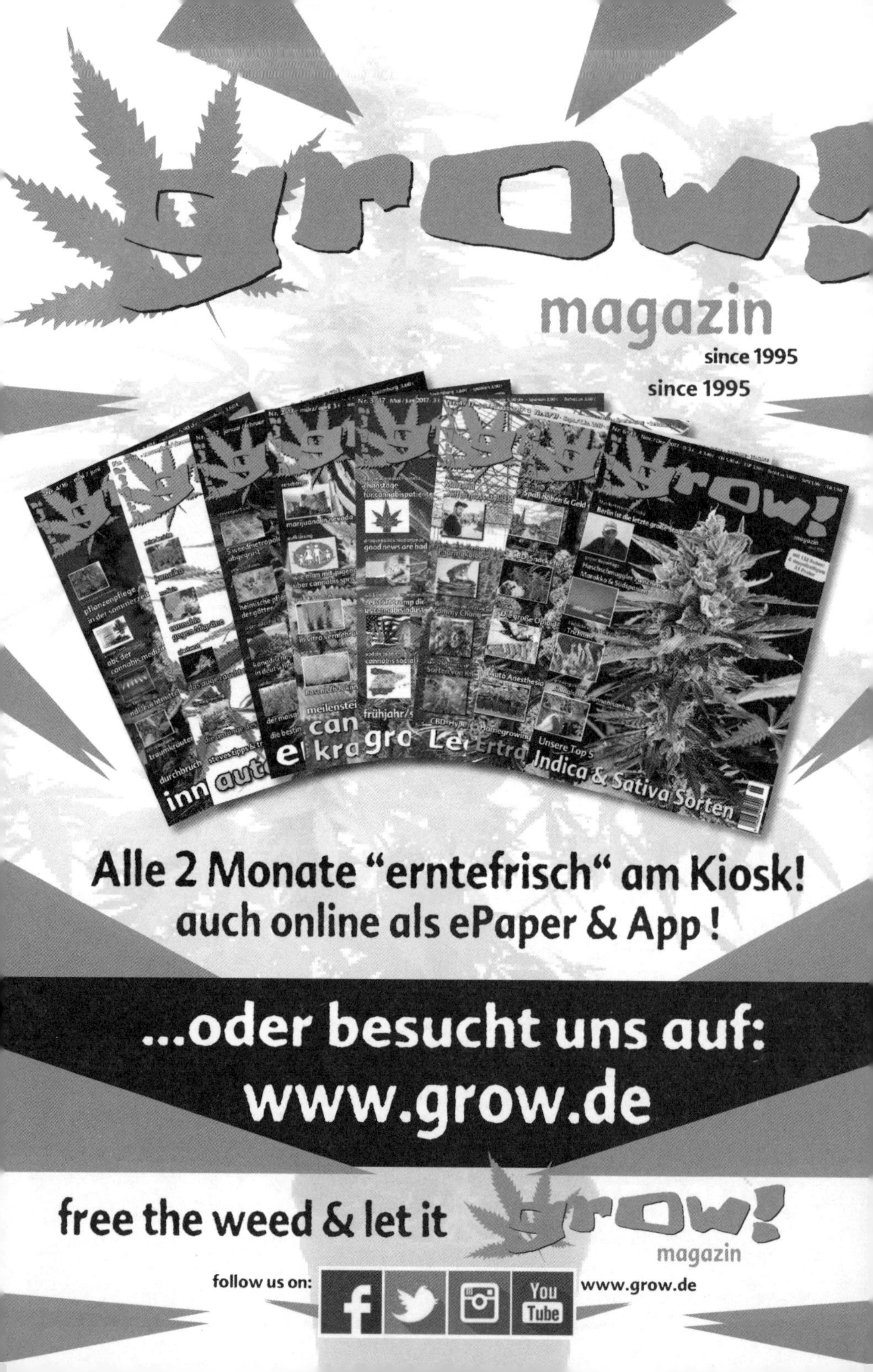
grow!
magazin
since 1995
since 1995
Alle 2 Monate "erntefrisch" am Kiosk!
auch online als ePaper & App !
...oder besucht uns auf:
www.grow.de
free the weed & let it grow!
magazin
follow us on:
www.grow.de